北京市海淀医院

微创脊柱外科疾病

病例精解

张福春／主　审
蒋　毅／主　编

U0348624

科学技术文献出版社
SCIENTIFIC AND TECHNICAL DOCUMENTATION PRESS
·北京·

图书在版编目（CIP）数据

北京市海淀医院微创脊柱外科疾病病例精解 / 蒋毅主编. —北京：科学技术文献出版社，2022.6

ISBN 978-7-5189-8788-7

Ⅰ.①北… Ⅱ.①蒋… Ⅲ.①脊柱病—显微外科手术—病案—分析 Ⅳ.① R681.5

中国版本图书馆 CIP 数据核字（2021）第 264516 号

北京市海淀医院微创脊柱外科疾病病例精解

策划编辑：蔡 霞	责任编辑：石敏杰	责任校对：张吲哚	责任出版：张志平

出　版　者　科学技术文献出版社

地　　　址　北京市复兴路15号　　邮编　100038

编　务　部　（010）58882938，58882087（传真）

发　行　部　（010）58882868，58882870（传真）

邮　购　部　（010）58882873

官　方　网　址　www.stdp.com.cn

发　行　者　科学技术文献出版社发行　全国各地新华书店经销

印　刷　者　北京地大彩印有限公司

版　　　次　2022 年 6 月第 1 版　2022 年 6 月第 1 次印刷

开　　　本　787×1092　1/16

字　　　数　204 千

印　　　张　20.25

书　　　号　ISBN 978-7-5189-8788-7

定　　　价　158.00元

《北京市海淀医院微创脊柱外科疾病病例精解》

编 委 会

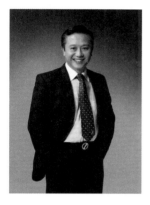

  周跃 陆军军医大学新桥医院骨科三级教授、主任医师、博士生导师。先后担任国际微创脊柱外科学会（ISMISS）副主席及候任主席，中国医师协会内镜医师分会第三届委员会副会长/脊柱内镜专业委员会主任委员/质量管理与控制专业委员会副主任委员，中国康复医学会脊柱脊髓专业委员会副主任委员/微创脊柱外科学组第三届组长，重庆市医师协会骨科医师分会第一届委员会会长，全军骨科学会脊柱外科分会副主任委员/脊柱微创学组主任委员；世界华裔骨科学会副会长，世界华人内镜医师协会副会长，中国医师协会骨科医师分会第四届委员会副会长/脊柱微创专业委员会主任委员，中国医师协会毕业后医学教育骨科专业委员会副主任委员，国际矫形与创伤外科学会（SICOT）中国部副主席/微创脊柱外科分会会长，国际脊髓学会中国脊髓损伤学会副主任委员，中国研究型医院学会骨科创新与转化专业委员会副主任委员/微创学组主任委员，海峡两岸医药卫生交流协会骨科分会副主任委员/微创专业委员会主任委员，中华预防医学会脊柱疾病预防与控制专业委员会第一届常务委员等。

  近5年来先后发表论文261篇，其中SCI收录论文106篇；主编教材4部、多媒体教材10部，主编专著8部，主审专著3部，主译专著 3 部，副主编专著 3 部，参编专著 14 部，牵头编写多项行业标准与指南。先后荣获国家科技进步奖二等奖 1 项，全国高等学校科学研究科技进步奖一等奖 1 项，重庆市科技进步奖一等奖 1 项，军队医疗成果奖一等奖 1 项、二等奖 3 项，军队科技进步奖二等奖 1 项、三等奖 4 项；获得国家发明专利 58 项、实用新型专利 54 项；以第一负责人承担各级课题与项目共计 17 项，总经费达 1694 万元；荣立个人三等功 3 次，享受国务院政府特殊津贴（2013 年）、军队优秀专业技术人才一类岗位津贴（2017 年）。中央保健委员会会诊专家，首届"重庆市首席医学专家"（2016 年），三星人才优秀中青年技术专家（2012 年），全国抗震救灾医药卫生先进个人，重庆市学术技术带头人。荣获军队院校育才奖银奖，"白求恩式好医生"称号（2019 年），第三届"国际恩德思杯"内镜医师奖，第二届国家名医盛典"国之名医·卓越建树"荣誉称号（2018 年），2018 年度 Parviz Kambin Award 奖钻石贡献奖。

　　从事脊柱外科基础研究与临床诊疗工作 30 余年，致力于微创脊柱外科技术的创新研发与临床推广，创新性地将现代微创脊柱外科技术与数字导航智能技术相结合，在国内外率先开展了导航内镜下颈、胸、腰等 20 余项微创脊柱外科新技术，填补了国内外该领域的多项空白，擅长脊柱退变性疾病的微创外科治疗，包括颈、胸、腰节段的椎间盘突出、椎管狭窄、椎体不稳的微创外科治疗。手术例数、效果、技术方法与水平均居国内领先、国际先进水平，被业界誉为中国微创脊柱外科领域开拓者和引领者。

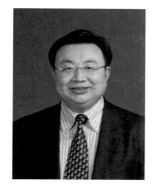

刘晓光　北京大学医学部副主任，北大医学部疼痛中心副主任，北京大学第三医院骨科教授、主任医师、博士生导师、博士后导师，曾任北京大学第三医院副院长、北京积水潭医院院长、北京市海淀医院院长。

现任国家突发事件卫生应急专家咨询委员会委员，中国康复医学会常务理事、颈椎病专业委员会名誉主任委员、脊柱脊髓专业委员会副主任委员、微创学组副主任委员，中华医学会骨科学分会委员，中华医学会疼痛学分会常委、微创学组副组长，中华预防医学会卫生应急分会副主任委员，中国中西医结合学会骨科专业委员会副主任委员，北京医学会骨科学分会副主任委员、微创学组组长，北京医学会疼痛学分会候任主任委员，中国医院协会常委、医疗法制专业委员会主任委员等。

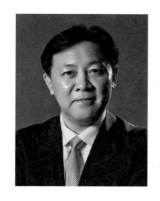

海涌　主任医师、教授、留美博士后，享受国务院政府特殊津贴。首都医科大学、北京航空航天大学博士生导师，首都医科大学骨外科学系主任、北京朝阳医院骨科主任。中华医学会骨科学分会委员，中华预防医学会骨与关节病预防与控制专业委员会常委，中国康复医学会脊柱脊髓专业委员会副主委、腰椎研究学组主任委员、脊柱畸形研学组副组长，中国康复医学会骨质疏松预防与康复专业委员会副主任委员，中国医师协

会骨科医师分会委员、脊柱功能重建学组副主任委员，中国医疗保健国际交流促进会骨科分会常委、脊柱学组副组长，中国医药教育协会医疗器械管理专业委员会副主任委员，北京医学会骨科学分会副主任委员，北京医师协会骨科专家委员会理事，北京康复医学会副会长，国际腰椎研究学会常委，国际脊柱侧凸研究学会、国际微创脊柱外科学会和北美脊柱外科学会理事。《中国骨与关节杂志》副主编，《中华医学杂志》《中华外科杂志》《中华骨科杂志》《中国脊柱脊髓杂志》常务编委（编委），SCI 收录期刊 *Global Spine Journal* 副主编，*Orthopedic Surgery*、*The Spine Journal* 编委等。

从事骨科脊柱外科基础、临床研究和实践 30 余年，擅长各种脊柱疾病的诊治，尤其对复杂疑难脊柱畸形等有独到及丰富的经验，主刀成功完成手术 6000 余例，患者来自国内外。先后荣获金柳叶刀奖、京城金牌名医、中国健康传播大使、最温暖医生等，并连续多年位居中国脊柱外科医生 Top 10 之列。先后主持及承担科技部重点研发计划、国家自然科学基金项目及省部级科研课题 10 余项（基金 900 余万元），获华夏医学科技奖一等奖、中国康复医学会科技奖一等奖、中华医学科技奖二等奖、军队科技进步奖一等奖、医疗成果奖一等奖等 10 余项科研奖励，以第一作者（责任作者）发表各类专业学术论文 280 余篇，其中 SCI 收录论文130 余篇，总影响因子超过 400，主编（译）学术专著 9 部，获得国家发明及实用新型专利 10 余项。

主审简介

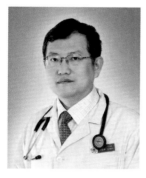

张福春　主任医师，北京大学第三医院老年内科主任、院长助理，北京市海淀医院（北京大学第三医院海淀院区）院长，北京大学第三医院心内科原副主任。中华医学会心血管病分会冠心病学组委员，北京医学会心血管病学分会常委、心脏康复学组组长，北京医学会内科学分会委员，中国医师协会心血管内科医师分会委员、心脏康复专家委员会委员，中国康复医学会心血管疾病预防与康复专委会委员，海峡两岸医药卫生交流协会心血管专业委员会常委、老年医学专业委员会副主任委员。《中国介入心脏病学杂志》《中国循环杂志》等期刊编委。

30多年致力于内科及心血管疾病的临床教学科研工作，1999年赴德国进行为期2年的心导管专业培训及心脏病康复研究。专业特长为介入性心脏病、心脏康复、老年心脏病的诊治。临床擅长治疗危急重症心脏病及合并其他系统疾病患者。完成各种冠脉介入治疗16 000余例，包括各种复杂冠状动脉的介入及新技术的应用等。20年来关注急性心肌梗死患者的运动锻炼、心力衰竭及高血压患者的综合治疗。多年从事老年医学工作，对老年心脏病有较深入了解。近年来，共发表学术文章百余篇。同时，从事医院管理工作10余年。

作为主要研究者参加了国家"八五""九五""十五"计划

关于冠心病介入诊治的临床研究，参加国际大型临床试验多项，承担卫健委临床重点学科建设项目基金1项和"十一五"国家科技支撑计划项目子课题1项。晚期冠心病的血管生成相关研究获2004年教育部科技进步奖二等奖，2005年中华医学科技奖进步三等奖。

主编简介

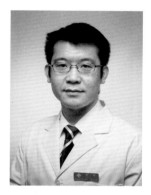

蒋毅 北京市海淀医院微创脊柱外科科主任，主任医师，医学博士，海淀区高层次人才。毕业于吉林大学白求恩医学部，2004年硕士研究生毕业后分配到北京市海淀医院骨科工作。在北京市海淀医院首次开展经皮颈腰椎间盘激光消融减压术，填补了院内脊柱微创技术的空白。2009年接触了脊柱内镜技术，并参与其推广工作。2017年在医院的支持下，成立微创脊柱外科并任科主任至今。

主持院级课题1项和首都卫生发展科研专项项目1项，2020年成为科技部"十三五"国家重点研发计划"单侧双通道新型微创脊柱手术设备的整体研发与技术规范研究"（项目编号：2019YFC0121400）课题组成员参与课题研究。共研发并申请了10项专利，其中2项为发明专利，8项为实用新型专利。在核心期刊共发表学术论文40余篇，其中SCI收录论文5篇。主编（主译或参译）图书9部。

任AOspine内镜国际讲师，ISMISS亚太地区委员，东南亚脊柱微创协会委员，中华医学会北京骨科学分会微创学组副组长，中华医学会骨科学分会微创外科学组青年委员会副主任委员，中国医师协会内镜医师分会委员，中国康复医学会骨伤康复专业委员会腰椎外科学组主任委员，中国老年和老年医学学会脊柱微创专家委员会副组长，白求恩公益基金会微创脊柱专业委员会秘书长，中华中医药学会脊柱微创专家委员会副主任委员，首都医科大学骨外科学系第三届学系委员等。担任 *BMC Surgery*、*BioMed Research International*、*Frontier in Surgery*、《中华医学杂志》、《中国脊柱脊髓杂志》和《中国临床医生》等多家医学期刊编委及审稿人。

序

　　外科手术技术微创化是医学不断进步的体现，也符合目前医疗快速发展的需求，微创外科技术的实施是加速康复医疗重要的组成部分，从而在社会、医院以及患者等方面展示出积极的作用。北京市海淀医院（北京大学第三医院海淀院区）作为北京市海淀区区域医疗中心，是辖区内310万常住人口的健康保障。北京市海淀医院2014年与北京大学第三医院深度合作，在专业细化发展，打造重点学科的需求下，2017年成立了微创脊柱科，建立了"以脊柱疾病为基础，微创技术为特色"的发展模式，经过4年的发展，取得了长足的进步，并积累了大量的临床经验，通过每年一度的医院品牌会议平台"中关村健康论坛"与同道交流颇丰，也吸引了许多外地的医生前来进修学习。温故而知新，微创脊柱科在临床工作的基础上，通过团队的细心整理，将历年来具有代表性的手术病例进行了汇总和编辑，恰逢科学技术文献出版社的系列图书的出版，故将微创脊柱科的技术细节及实施理念整理刊发，以飨读者！

前 言

　　《北京市海淀医院微创脊柱外科疾病病例精解》作为中国医学临床百家·病例精解系列丛书之一，从临床病例入手，以精准的术前诊断结合脊柱微创手术方案，辅以疾病特点的分析和点评。汇聚了颈、胸、腰椎以及脊柱源性疼痛为主的45个经典病例，治疗方法上涵盖了目前流行的介入技术、通道技术、内镜技术等先进的脊柱微创技术，全方位地解析了脊柱微创技术在常见病、多发病上的实施方略。

　　每个病例均从病例摘要、病例分析、病例点评三个方面着手，对疾病的症状、体征、辅助检查、诊断、治疗、随访等做出了介绍，重点对病例特点、诊疗原则、治疗进展等进行分析和点评。旨在通过每一个病例，系统阐述相关知识要点，剖析临床诊疗思路，总结经验教训，努力解除临床医师面对类似病例时普遍存在的困惑和不解。

　　脊柱微创技术是近年来蓬勃发展的一门技术，尤其是脊柱内镜的引入，引发了世界范围微创技术的变革。在周跃教授的引领下，中国脊柱内镜技术的实施和改革取得了实质性的进步，为众多被脊柱退行性疾病困扰的患者带来了微创的、快速康复的诊疗方式。同时，以微创脊柱技术为特点的微创脊柱外科也应运而生，并为专业细化、学科纵深化发展提供了更直接的推动力。当然，微创脊柱外科技术与传统技术相比，有着相对陡峭的学习曲线，在技术开展的早期，容易出现各种各样的并发症。因此，微创脊

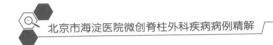
柱外科技术应该在掌握脊柱外科传统经典技术的基础上，接收新的理念，通过合理的专业化培训后逐渐开展。本书中通过个体化的病例来解析具体技术的应用，对于早期开展脊柱微创技术的医生应该有良好的启示和引导，从而安全有效的实施微创技术，更好地为患者服务。

由于时间仓促，专业水平有限，术中存在的纰漏和不足之处，敬请读者和同道批评指正，以利于我们的进一步成长。

最后，感谢科学技术文献出版社对本书的编辑及排版，感谢进修医生对患者资料的整理，感谢周跃教授、刘晓光教授、海涌教授在科室发展历程中的不断帮助。

目 录

颈椎篇

胸椎篇

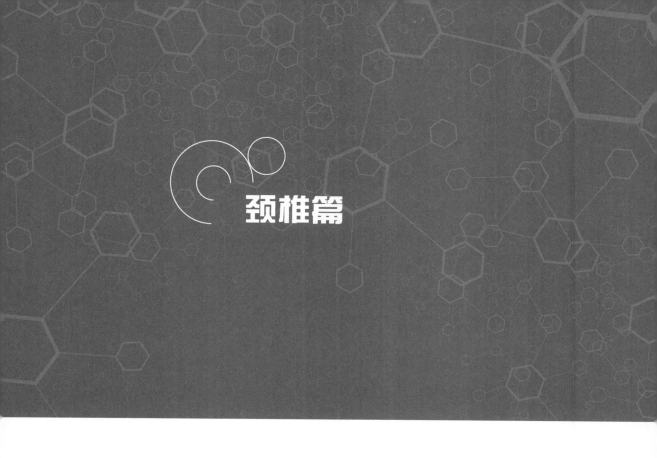

颈椎篇

001　颈椎内镜下髓核摘除术治疗 神经根型颈椎病

病历摘要

患者，男，53岁。

[主诉]　间断颈痛1年，加重伴左上臂放射痛3个月。

[现病史]　患者1年前无明显诱因间断出现颈部酸痛不适，伴颈部僵硬，于干活劳累、提重物等活动后症状出现，持续约半天可缓解，未予特殊诊治。3个月前无明显诱因出现颈部疼痛加重，

笔记

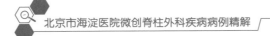

伴左上肢放射痛，疼痛放射至左手尺侧三指尖端，保守治疗效果欠佳。否认明显视物模糊、头晕不适，否认明显胸腹部束带感、双下肢踩棉感等不适。

[查体] 步入病房，步态无异常，颈椎无畸形，脊柱生理弯曲存在，颈部屈伸及旋转活动受限，C_6/C_7 棘突压痛（+），双侧棘旁肌压痛（−），左侧前臂尺侧及尺侧三指感觉减退。左侧肱三头肌、伸腕肌、指深屈肌、指浅屈肌、小指展肌肌力 4 级，左侧肱三头肌腱反射未引出。右侧上肢肌力正常。未见四肢肌肉肥大或萎缩，四肢肌张力正常。双侧 Hoffmann 征（−），左侧臂丛神经牵拉试验（+），压头试验（+）。视觉模拟量表（Visual Analogue Scale，VAS）评分：颈痛 3 分，左上肢痛 5 分。颈椎功能障碍指数（Neck Disability Index，NDI）：54%。

[辅助检查]

（1）术前颈椎正侧过伸过屈位 X 线片：颈椎生理曲度可，无明显不稳（图 1-1）。

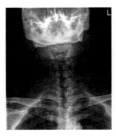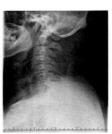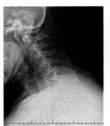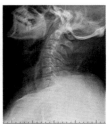

图 1-1 术前颈椎正侧过伸过屈位 X 线片

（2）术前颈椎 MRI 及增强：C_6/C_7 椎间盘游离脱出至 C_7 椎体后下方（图 1-2）。

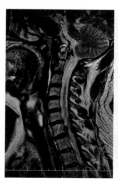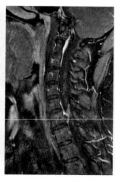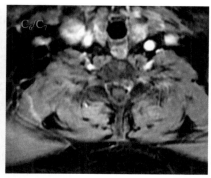

图 1-2　术前颈椎 MRI 及增强

[诊断]　神经根型颈椎病（C_6/C_7脱垂，左）。

[治疗经过]　患者完善入院常规检查、排除手术禁忌证后，在全身麻醉下行经 C_7/T_1 入路颈椎内镜下髓核摘除术，患者取俯卧位，常规进行术区消毒铺巾，C 臂透视下定位 C_7/T_1 左侧椎板间隙。穿刺针于棘突旁开 1.5 cm，在 C 臂透视下穿刺直达 C_7/T_1 左侧椎板间隙，皮肤取 1 cm 切口，顺次插入扩张套筒并建立工作套管，镜下探查上位椎板下缘、下位椎板上缘和小关节内侧缘的交点（即 V 点），用骨动力磨钻磨除部分骨质，清理部分黄韧带，显露硬膜及神经根，应用中心套管挡开硬膜囊向上探查寻找椎间盘，用髓核钳摘除脱出髓核并用射频刀头止血，松解粘连神经根。镜下探查见神经根完全松解，无明显压迫。拔除工作套管后缝合伤口，用无菌敷料覆盖。手术顺利，术后患者症状较术前明显减轻。

[随访]

（1）术后颈椎 CT 及三维重建：C_7/T_1 部分椎板切除，小关节保留良好（图 1-3）。

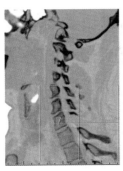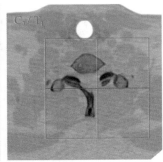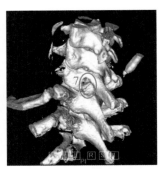

图 1-3　术后颈椎 CT 及三维重建

（2）术后颈椎 MRI：游离髓核摘除完整（图 1-4）。

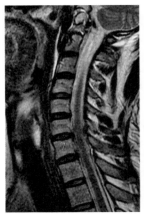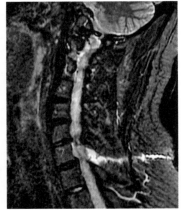

图 1-4　术后颈椎 MRI

（3）术后 3 个月 VAS 评分：颈痛 1 分，左上肢痛 0 分。NDI：10%。

病例分析

大多数神经根型颈椎病可经保守治疗得到缓解，但仍有少部分患者需采取手术进行干预。颈椎前路椎间盘切除植骨融合术（anterior cervical decompression and fusion，ACDF）是手术治疗各类颈椎病的金标准。近年来，随着微创技术的发展，颈椎后路经皮脊柱内镜椎间盘切除术（posterior percutaneous endoscopic cervical discectomy，PPECD）由于良好的临床疗效、创伤小、能够保留运动节段等优势，迅速获得推广。2007 年德国 Ruetten 等首次报道 PPECD，是颈椎后路"钥匙孔（key-hole）"技术和显微内镜颈椎间盘切除减压术（cervical microendoscopic discectomy，CMED）的进一步发展和延伸，主要适用于具有典型的神经根性症状、影像学检查显示与之相对应的椎间盘偏外侧或位于椎间孔的软性突出和钩椎关节增生所致椎间孔狭窄患者。与传统开放后路 key-hole 手术相比，PPECD 避免了颈后软组织的广泛剥离，最大限度保留了脊柱的骨性结构，降低了术后节段不稳和颈部轴性疼痛的发生风险；镜下视野的放大效应有利于组织的辨认，为手术的精准操作提供了保障。PPECD 以水为介质，可通过冲洗液的水压控制术中出血，同时结合射频精确止血，保持术野清晰从而减少副损伤；持续的冲洗也有利于降低感染风险。相较于 ACDF，PPECD 保留运动节段，可降低因节段融合所致邻近节段退变的发病率。正因为具有这些优势，PPECD 技术在近年来逐渐得到越来越多的认可。

手术当中镜下标志点一般为上下椎板邻近关节突的交界处，也就是将所谓的"V"点作为解剖标志。但"V"点并非固定不变，可随着颈部的屈伸而发生动态变化。而后要将椎间孔后方的部分椎板及关节突内侧缘骨性结构和黄韧带去除足够，充分扩大神经根管后壁，即可达到神经根充分减压的目的。内镜下用磨钻沿颈神经根走行仔细磨除部分关节突关节，尽可能地保证椎小关节去除不超过 50%，就能在充分减压的同时最大限度保留手术节段的稳定性。PPECD 作为神经根型颈椎病阶梯治疗的一个重要组成部分，对治疗部分神经根型颈椎病具有非常好的优势，但对于中央型椎间盘突出、颈椎管狭窄症及有明显轴性症状的颈椎不稳的神经根型颈椎病患者，仍应列为禁忌证。只有严格掌握适应证，通过微创技术精准治疗才能取得最大收益。本例患者髓核脱出游离，位于椎体后方，术者从下一节段进入内镜并将髓核取出，为患者解决病痛的同时避免了前路手术需切除椎体的可能。

病例点评

随着外科手术向精细化、微创化、靶点化发展，脊柱内镜手术在治疗颈椎疾病上引起了广泛关注。相比于颈椎传统融合手术，颈椎 key-hole 手术因具有创伤小、非融合、无邻椎病、无假关节、恢复快等特点而备受脊柱外科医生青睐。Key-hole 手术可精准定位并直达病变节段上下椎板外缘与关节突关节内侧交汇处，此处常常因为椎间盘突出、骨质增生、韧带肥厚等造成局部椎间孔狭窄，进而卡压神经根造成神经症状。本例患者较为特殊，是游离型髓核脱出且脱出髓核位于下位椎体后缘，如果从前路手术则不得不为了摘除髓核而切除一个椎体，这样就损失了一个椎体和两个运动节段，患者付出代价过大。后路颈椎内镜 key-hole 手术完美地避免了这些问题，仅损失部分椎板，对患者的影响较小。需要注意的是在治疗过程中必须把握严格的手术适应证，一般对于脊髓型颈椎病、多节段颈椎病及颈椎畸形等并不适用，而且术中工具操作空间有限，手术工具及灌注水压都有可能对脊髓造成威胁。随着颈椎微创技术及工具的不断发展，相信此项技术的适应证会不断扩展并且会更加安全。

<h2 style="text-align:center">参考文献</h2>

1. MA H J, ZHAO X B, GENG B, et al. Trans-interlamina percutaneous endoscopic cervical discectomy for symptomatic cervical spondylotic radiculopathy using the new Delta system. Sci Rep, 2020, 10 (1): 10290.

2. LUO R J, SONG Y, LIAO Z W, et al. Key-hole foraminotomy via a percutaneous posterior full-endoscopic approach for cervical radiculopathy: an advanced procedure and clinical study. Curr Med Sci, 2020, 40 (6): 1170-1176.

3. 吴俊龙，张超，周跃. 经皮后路内镜下颈椎间盘切除术治疗神经根型颈椎病的学习曲线和临床疗效. 中国脊柱脊髓杂志，2018，28（7）：613-619.

4. 吴鹏飞，李亚伟，王冰，等. 经皮完全内窥镜与显微内窥镜下后路颈椎间孔切开减压术围手术期并发症的 Meta 分析. 中国脊柱脊髓杂志，2018，28（7）：620-628.

002 双节段颈椎内镜 key-hole 技术治疗神经根型颈椎病

病历摘要

患者，女，64岁。

[主诉] 左侧颈肩部疼痛及左上肢麻木1年，加重4个月。

[现病史] 患者1年前无明显诱因出现左侧颈肩部疼痛，伴左上肢麻木，麻木区域为左上臂及前臂桡侧，否认四肢无力、胸廓束带感及踩棉感等不适，4个月前出现颈肩部疼痛加重，左上肢麻木区域扩大至桡侧三指，行保守治疗未见缓解。

[查体] 步入病房，步态正常，各颈椎棘突间压痛、椎旁压痛、叩击痛（-），左上臂、前臂桡侧及桡侧三指感觉减退，左臂丛神经牵拉试验（+），左椎间孔挤压试验（+），双侧肱二头肌反射、双侧肱三头肌反射、双侧桡骨膜反射正常引出，双侧 Hoffmann 征（-），双侧 Rossolimo 征（-）。术前 VAS 评分：颈痛5分，左上肢痛3分。NDI：54.6%。

[辅助检查]

（1）术前颈椎正侧过伸过屈位 X 线片：颈椎曲度变直，C_5-C_7 钩椎关节骨质增生（图2-1）。

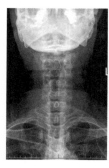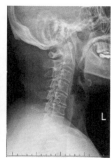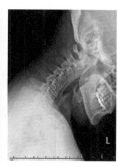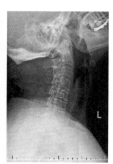

图 2-1　术前颈椎正侧过伸过屈位 X 线片

（2）术前颈椎 CT：颈椎退行性变，C_5-C_7 左侧钩椎关节骨质增生，神经根管狭窄（图 2-2）。

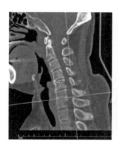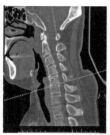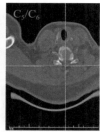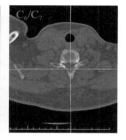

图 2-2　术前颈椎 CT

（3）术前颈椎 MRI：C_3-C_7 椎间盘膨出，C_5-C_7 水平硬膜囊及左侧神经根受压明显（图 2-3）。

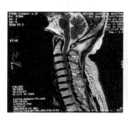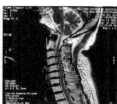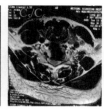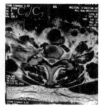

图 2-3　术前颈椎 MRI

[诊断]　神经根型颈椎病（C_5-C_7，左）。

[治疗经过]　患者入院后首先在局部麻醉下行 C_6、C_7 选择性神经根阻滞（图 2-4、图 2-5），复制出左上肢放射痛，局部给

笔记

予药物后疼痛缓解，完善术前检查，无手术禁忌证，在全身麻醉下行经皮内镜下颈椎椎管、神经根管扩大减压术，C 臂透视下穿刺针穿刺直达 C_5/C_6 左侧椎板间隙，建立通道后置入大通道内镜，镜下探查 C_5/C_6 左侧椎板交点（图 2-6），用金刚砂头磨钻磨除部分椎板骨质（图 2-7），见黄韧带肥厚增生，清理部分肥厚黄韧带后对 C_6 水平椎管减压，显露硬膜及左侧 C_6 神经根，镜下见左侧椎间孔区域关节突骨赘增生明显、椎间盘突出、左侧 C_6 神经根受压（图 2-8），用髓核钳和椎板咬骨钳摘除肥厚黄韧带及增生骨赘（图 2-9），适量摘除 C_6 椎间盘使神经根彻底减压，并用射频刀头止血及对周围纤维环进行处理，镜下见 C_6 神经根充分松解减压（图 2-10）。同法处理 C_6/C_7 节段（图 2-11）。

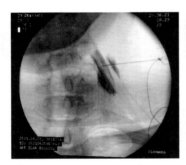 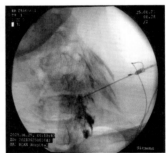

图 2-4　C_6 神经根阻滞　　　图 2-5　C_7 神经根阻滞

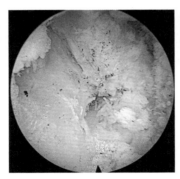 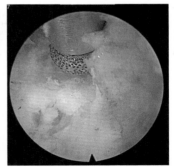

图 2-6　显示 C_5/C_6 椎板间窗　　　图 2-7　磨钻去除部分椎板骨质

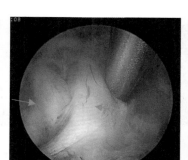 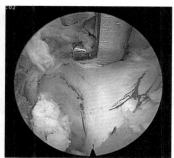

图 2-8　显露 C_6 变异神经根　　　　图 2-9　去除增生骨赘

（箭头所示）

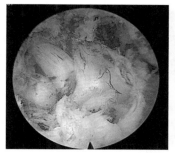 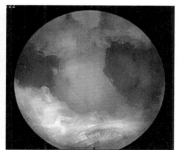

图 2-10　C_6 神经根完全松解　　　图 2-11　C_6 和 C_7 椎板成形

（双 key-hole）

［随访］

（1）术后颈椎 MRI：C_5-C_7 水平神经根受压解除（图 2-12）。

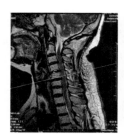 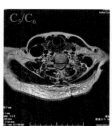 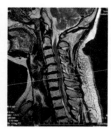 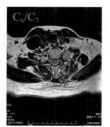

图 2-12　术后颈椎 MRI

（2）术后颈椎 CT：C_5 和 C_6 椎管及神经根管减压明显（图 2-13）。

11

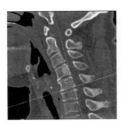 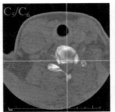 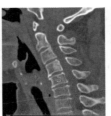 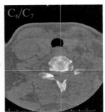

图 2-13　术后颈椎 CT

（3）术后 CT 三维重建：C_5/C_6 和 C_6/C_7 节段明显骨性结构减压（图 2-14）。

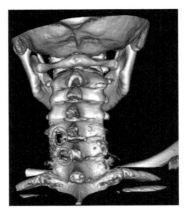

图 2-14　术后 CT 三维重建

（4）术后 VAS 评分：颈痛评分 2 分，左上肢疼痛 1 分。

病例分析

随着外科技术的发展，脊柱手术逐渐向微创化、靶点化、精细化发展，脊柱内镜也逐渐应用于治疗颈椎疾病。跟传统颈椎融合手术相比，Key-hole 手术具有创伤小、恢复快、无须融合等特点而备受脊柱医生青睐。

Key-hole 手术可以直达病变节段，定位于上下椎板与关节突关节内侧缘交汇处，颈椎椎间孔常因椎间盘突出、骨质增生、韧带肥厚等造成局部狭窄，进而卡压颈神经根从而出现神经症状，扩大神经根管成为该类手术减压的关键步骤，手术时用高速磨钻磨除该区域增生的骨质并对黄韧带、突向后方的椎间盘进行部分摘除，达到神经根减压的目的。Key-hole 手术破坏骨质较少，不影响正常椎体的稳定性，减少了医源性颈椎不稳的发生。

Ruetten 医生的一项研究比较了 key-hole 和 ACDF 的临床疗效，两种方法在颈部或上肢疼痛评分、二次手术率、颈部症状的缓解率或并发症等方面并无明显差异。但是后路通道微创手术的患者住院时间更短，出血更少，恢复更快，术后颈部疼痛等轴性症状发生率明显降低。

病例点评

神经根型颈椎病多采用保守治疗的方法，70% ～ 80% 的患者可通过良好的保守治疗而缓解症状，若根性症状持续不缓解超过一定时限，保守治疗效果欠佳，可选择手术治疗，常规多采用经前路颈椎间盘摘除固定融合的手术方法，如 ACDF 或颈椎前路椎体次全切除减压植骨融合术（anterior cervical corpectomy and fusion，ACCF）等进行治疗。

颈椎前路手术尽管创伤较小，但医疗费用较高，ACDF 在某种程度上减少了运动节段。Key-hole 手术起源于神经外科，早期因为创伤较大，没有进行很好的推广，随着内镜技术的发展，在经皮内镜水介质下可清晰地对神经结构进行观察，近些年来逐渐开展并越发成熟，取得了良好的手术效果。该病例的特点为病变是两个相邻节段，应用内镜来处理此类病例时应注意切口设计，大通道内镜的优点在于可以防止通道误入椎管，减少对脊髓及神经根的损伤，但是持续的水流冲击可能会对脊髓产生一定的损伤，术中应严密监测患者的生命体征并尽可能地缩短手术时间，以防长时间局部高压对脊髓带来影响。

参考文献

1. 马建，张建新. 经皮内镜技术在治疗神经根型颈椎病中的应用. 哈尔滨医药，2016，36（5）：591-593.

2. 张军，谢幼专. 可扩张性通道在颈椎手术中的临床应用进展. 中国脊柱脊髓杂志，2016，26（12）：1124-1127.

3. HENDERSON C M，HENNESSY R G，SHUEY H M JR，et al. Posterior-lateral foraminotomy as an exclusive operative technique for cervical radiculopathy：a review of 846 consecutively operated cases. Neurosurgery，1983，13（5）：504-512.

4. RUETTEN S，KOMP M，MERK H，et al. Full-endoscopic cervical posterior foraminotomy for the operation of lateral disc herniations using 5.9-mm endoscopes：a prospective，randomized，controlled study. Spine(Phila Pa 1976)，2008，33(9)：940-948.

笔记

003 颈椎内镜 key-hole 技术治疗 神经根型颈椎病

📋 病历摘要

患者，男，65岁。

[主诉] 颈肩部疼痛伴右上肢放射痛2年，加重伴麻木2个月。

[现病史] 患者2年前无明显诱因出现颈肩部疼痛，伴右上肢放射痛，疼痛范围为右上臂外侧，间断发作，2个月前上述症状明显加重，右上臂外侧出现麻木，自发病以来否认四肢无力、胸廓束带感及踩棉感等不适，既往行保守治疗无明显缓解。

[查体] 步入病房，步态正常，颈椎侧屈活动受限，$C_4 \sim C_6$ 棘突间压痛（＋）、椎旁压痛（＋），右侧上臂外侧、前臂桡侧感觉减退，右侧臂丛神经牵拉试验（＋）、右侧椎间孔挤压试验（＋），双侧肱二头肌反射、双侧肱三头肌反射、双侧桡骨膜反射正常引出，双侧 Hoffmann 征（－），双侧 Rossolimo 征（－）。术前 VAS 评分：颈痛3分，右上肢疼痛5分。NDI：54%。

[辅助检查]

（1）术前颈椎正侧过伸过屈位 X 线片：颈椎曲度变直，C_4-C_6 钩椎关节骨质增生（图3-1）。

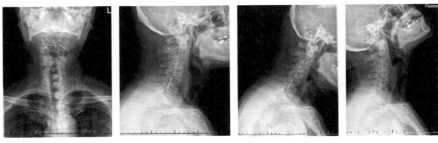

图 3-1　术前颈椎正侧过伸过屈位 X 线片

（2）术前颈椎 CT：颈椎退行性变，C_4-C_6 右侧钩椎关节骨质增生，神经根管狭窄（图 3-2）。

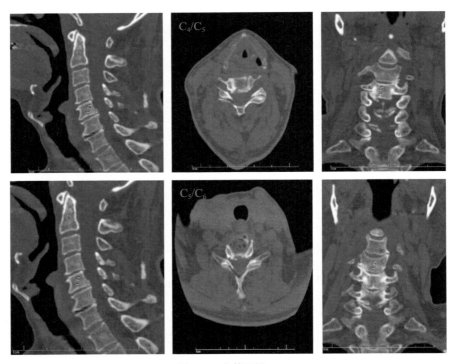

图 3-2　术前颈椎 CT

（3）术前颈椎 MRI：C_4-C_7 椎间盘突出，C_4/C_5 水平硬膜囊及右侧神经根受压明显（图 3-3）。

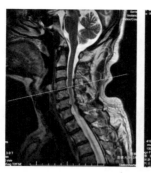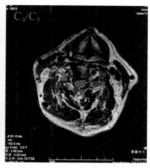

图 3-3　术前颈椎 MRI

[诊断]　神经根型颈椎病（C_4/C_5，右）。

[治疗经过]　患者入院后首先在局部麻醉下行选择性神经根阻滞（图 3-4），复制出右上肢放射痛，后完善术前检查，无手术禁忌证，于全身麻醉下行经皮内镜下颈椎椎管、神经根管扩大减压术，C 臂透视下用穿刺针穿刺直达 C_4/C_5 右侧椎板间隙，建立通道后将工作套筒置入内镜，镜下探查 C_4/C_5 右侧椎板交点，用金刚砂头磨钻磨除部分椎板骨质，见黄韧带肥厚增生，右侧椎间孔区域关节突骨赘增生明显，见椎间盘突出、右侧 C_5 神经根受压，用髓核钳和椎板咬骨钳摘除肥厚黄韧带及增生骨赘，适量摘除 C_4/C_5 突出椎间盘使神经根彻底减压，并用射频刀头止血及对周围纤维环进行处理，镜下见神经根充分松解减压，手术结束。

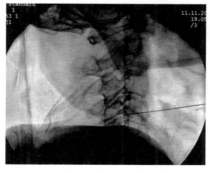

图 3-4　选择性神经根阻滞（C_5 神经根）

[随访]

（1）术后颈椎 MRI：C_4/C_5 水平硬膜囊及神经根受压解除（图 3-5）。

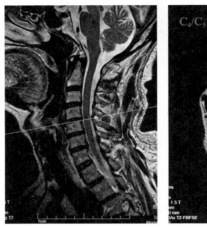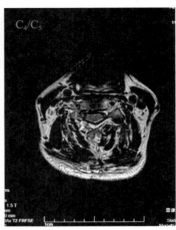

图 3-5　术后颈椎 MRI

（2）术后颈椎 CT：C_4/C_5 右侧神经根管减压明显（图 3-6）。

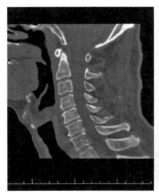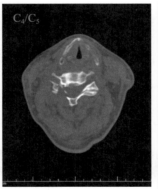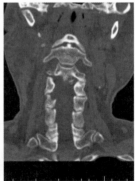

图 3-6　术后颈椎 CT

（3）术后颈椎 CT 三维重建：C_4/C_5 节段骨性结构充分减压（图 3-7）。

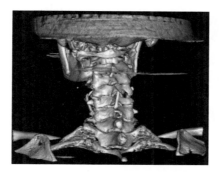

图 3-7 术后颈椎 CT 三维重建

（4）术后 VAS 评分：颈痛 2 分，右上臂疼痛 1 分。

病例分析

神经根型颈椎病是一种常见的脊柱退行性疾病，是由于颈部椎间盘退变导致颈神经根受压而引起相应神经分布区疼痛、麻木等症状的颈椎疾病。近年来随着脊柱微创器械和技术的发展，手术方式从传统切开减压逐渐发展为内镜下减压，微创手术具有伤口小、术后恢复迅速等优点，能够有效解除患者神经受压导致的痛苦。

大部分神经根型颈椎病患者在内镜下行颈椎后路 key-hole 手术后颈肩部及手指麻木可获得明显减轻，活动功能得到改善，但也有部分患者在术后残留颈肩痛等异常症状。综合考虑，颈椎内镜手术术后神经痛可能原因有：①术中定位及放置的内镜金属通道刺激或挤压颈神经根，从而在术后出现神经根轻微损伤导致的水肿和炎症反应；②颈椎间盘压迫挤压神经根，导致其缺血、缺氧时间较长，减压后神经根充血及水肿在短时间内不能迅速恢复；③椎间盘自身病变、局部炎症释放炎性因子，加之手术创伤等均会导致周围的神经末梢兴奋，引起疼痛过敏症状。

病例点评

对于神经根型颈椎病，保守治疗 3 个月无效或保守治疗期间出现神经症状加重都需要手术治疗。对于单节段神经根型颈椎病来讲，颈椎前路减压植骨融合内固定术一直是经典术式。随着外科手术向精细化、微创化、靶点化发展，脊柱内镜手术方式在治疗颈椎疾病上引起了广泛关注。相比于颈椎前路融合手术，颈椎 key-hole 手术因具有创伤小、非融合、无邻椎病、无假关节、恢复快等特点而备受脊柱外科医生青睐。

该病例术前的颈神经根阻滞明确了引起根性症状的责任节段，key-hole 手术可直达病变节段，定位关节突关节内侧"V"点，因椎间盘突出、骨质增生、韧带肥厚等造成了神经根管的狭窄，进而卡压了神经根引起症状，故扩大神经根管是手术减压的关键步骤。而且，key-hole 手术对关节突关节的破坏较少，不影响正常运动节段的稳定性，减少了医源性颈椎不稳的发生。

参考文献

1. 卢正操，丁宇，付本生，等. 经皮后路脊柱内镜治疗神经根型颈椎病的疗效观察. 实用骨科杂志，2021，27（1）：56-60.

2. DONG F H. Precise application of traditional Chinese medicine in minimally-invasive technique. Zhongguo Gu Shang，2018，31（6）：493-496.

3. YAN Q. Stagnant acupuncture therapy in 50 cases of cervical spondylotic radiculopathy. World J Acupunct Moxibustion，2015，25（2）：58-60.

004 颈前路椎间盘切除植骨融合内固定术（零切迹）治疗跳跃双节段神经根型颈椎病

病历摘要

患者，男，45岁。

[主诉]　颈肩部疼痛伴左上肢放射痛3月余，加重1个月。

[现病史]　患者3月余前无明显诱因出现颈肩部疼痛伴左上肢放射痛，疼痛沿左侧肩胛部、上臂外侧放射至前臂外侧、手背，无双下肢踩棉感、无持物不稳，因症状较轻未予明确诊治。1月余前无明显诱因上述症状加重，夜间睡前最重，严重影响患者日常生活及休息，就诊于当地医院，行颈椎 MRI 检查提示 C_6/C_7 椎间盘突出，行口服药物治疗、物理治疗后症状未缓解。为求进一步治疗，就诊于我院门诊，门诊以"神经根型颈椎病"收入科。患者自发病以来精神可，饮食二便正常，体重较前无明显变化。

[查体]　步入病房，步态无异常。颈椎无后凸畸形，无侧弯。脊柱生理弯曲存在，颈部前屈后伸活动明显受限，颈部棘突及双侧棘旁压痛（－），左侧椎间孔挤压试验（＋），左侧臂丛神经牵拉试验（＋）。胸腰椎未见明显异常。双上肢肌力、肌张力、感觉无明显异常，生理反射存在，病理征（－）。VAS 评分：颈痛4分，上肢6分。NDI：60%。

21

[辅助检查]

（1）术前颈椎正侧过屈过伸位 X 线片：颈椎稳定性尚可（图 4-1 ）。

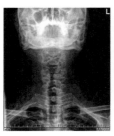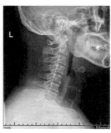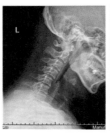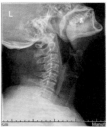

图 4-1　术前颈椎正侧过伸过屈位 X 线片

（2）术前颈椎 CT：C_3/C_4 椎间盘突出伴钙化（图 4-2 ）。

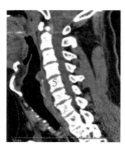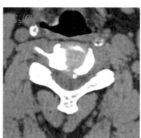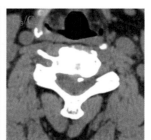

图 4-2　术前颈椎 CT

（3）术前颈椎 CT：C_6/C_7 节段椎间盘突出伴钙化及骨赘形成（图 4-3 ）。

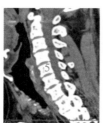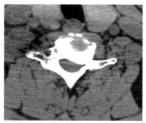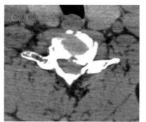

图 4-3　术前颈椎 CT

（4）术前颈椎 MRI：C_3/C_4、C_6/C_7 节段左侧受压（图 4-4 ）。

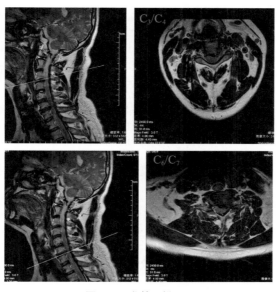

图 4-4　术前颈椎 MRI

[诊断]　神经根型颈椎病（C_3/C_4，C_6/C_7，左）。

[治疗经过]

完善术前检查，无手术禁忌证，于全身麻醉下行 C_3/C_4、C_6/C_7 前入路颈椎管减压、零切迹内固定融合术（双横切口）。

麻醉满意后，患者取仰卧位，使颈部轻度过伸位，头部中立位。术者佩戴 3.5 倍放大镜，常规进行术区消毒铺巾，于锁骨上 6 cm 处取颈部横行切口长约 4 cm，切开皮肤、皮下组织及颈阔肌，同时严密止血，向上向下略做钝性分离后，从甲状舌骨肌、胸锁乳突肌间隙进入，分辨食管气管鞘与颈动脉血管鞘间隙，于间隙内钝性分离进入，直达椎前筋膜，定位透视确定 C_3/C_4 间隙，切开前纵韧带及纤维环，去除部分椎间盘后用自动撑开器撑开椎间隙，进一步切除椎间盘组织，探查见椎间盘突出，且椎体后缘增生，压迫神经，仔细处理突出椎间盘及增生骨赘直至解除压迫。取零

笔记

切迹 cage，应用人工骨及自体骨混合置于 cage 中，将 cage 置于椎间，直视下判断深度合适，松开自动撑开器。选取 4 枚螺钉固定。C 臂透视下见 cage 位置良好，螺钉位置良好。于锁骨上 2 cm处取颈部横行切口长约 4 cm，切开皮肤、皮下组织及颈阔肌，同时严密止血，向上向下略做钝性分离后，从甲状舌骨肌、胸锁乳突肌间隙进入，分辨食管气管鞘与颈动脉血管鞘间隙，于间隙内钝性分离进入，直达椎前筋膜，定位透视确定 C_6/C_7 间隙，同法处理椎间隙，将 7 号零切迹 cage 置于椎间，C 臂透视下可见内固定位置良好。而后用稀碘伏溶液及生理盐水冲洗切口，探查见无明显活动性出血，留置负压引流管一根，逐层缝合切口，用无菌敷料覆盖。整个手术顺利，麻醉满意，术中出血约 20 mL。

［随访］

（1）术后 3 天复查：内固定位置良好，减压充分；VAS 评分：颈痛 1 分，上肢痛 1 分（图 4-5）。

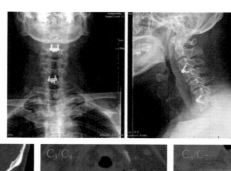

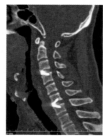 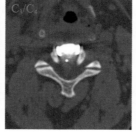 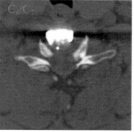

图 4-5　术后 3 天复查

（2）术后1个月复查：内固定位置良好；VAS评分：颈痛1分，上肢痛0分，NDI：10%（图4-6）。

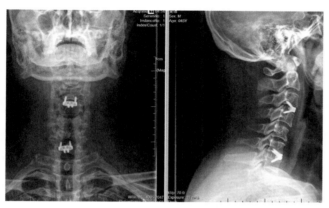

图4-6　术后1个月复查

（3）术后8个月复查：内固定位置良好，椎间已融合；VAS评分：颈痛0分，上肢痛0分，NDI：10%（图4-7）。

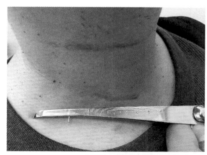

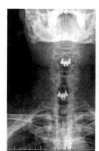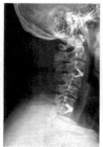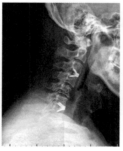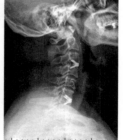

图4-7　术后8个月复查

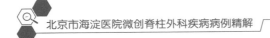

病例分析

根据受累组织和结构的不同，颈椎病分为：神经根型、脊髓型、交感型、椎动脉型、其他型（目前主要指食管压迫型）。如果两种及两种以上类型同时存在，称为"混合型"。

神经根型颈椎病是椎间孔处有致压物压迫颈神经根所致。在各型中发病率最高，占 60% ~ 70%，是临床上最常见的类型。多为单侧、单根发病，但是也有双侧、多根发病者。多见于 30 ~ 50 岁者，一般起病缓慢，但是也有急性发病者。多数患者无明显外伤史。男性比女性多 1 倍。主要临床表现为颈痛及颈部发僵、上肢放射性疼痛或麻木。

保守治疗是神经根型颈椎病首选的治疗方法，大多预后较好。当患者接受严格的保守治疗 3 个月以上但症状不能缓解或反复发作时可以考虑手术治疗。手术治疗的目的是通过解除对神经根的压迫，重建脊柱的稳定性，达到阻止病情发展、改善临床症状的目的。

病例点评

该病例可明确诊断为神经根型颈椎病，疼痛沿左侧肩胛部、上臂外侧放射至前臂外侧、手背，据文献报道颈椎神经根的疼痛区域并不完全准确，准确率大概为 50%，因此该患者 C_3/C_4、C_6/C_7 节段均有可能为致病节段。在 CT 上可以观察到 C_3/C_4、C_6/C_7 节段椎间盘钙化，且钙化椎间盘均位于左侧，手术方案的选择主要有后路颈椎内镜下减压和 ACDF，该患者同时合并 2 个节段椎间盘突出伴钙化，如单纯行后路内镜下减压可能需分期手术，且有复发风险，因此最后选择 ACDF，既能减压神经又可稳定脊柱。而在细化方案选择上，因致病节段为跳跃节段，选择双横切口、零切迹 cage 置入能够有效减少手术创伤、缩短手术时间，颈椎前方无钢板，能够减少对周围组织如气管、食管的刺激，并且手术对非病变颈椎节段活动度予以保留，减少了邻近节段退变的可能。患者术后复查 CT 可见椎间盘钙化及后缘骨赘基本切除，椎管减压满意，上肢疼痛及颈肩部疼痛明显缓解。

参考文献

1. 包昌盛，贺永雄，刘斌，等. 颈椎零切迹内固定系统在颈椎病治疗应用中减少术后并发症的优势. 中华临床医师杂志（电子版），2013，7（10）：202-203.

2. 张圣飞，冯新民，张亮，等. 颈椎 Zero-P 融合器与传统钛板融合内固定治疗双节段颈椎病的疗效比较. 中华临床医师杂志（电子版），2015，9（11）：2107-2112.

005 经皮内镜下颈椎椎管减压术治疗神经根型颈椎病

病历摘要

患者，男，62岁。

[主诉] 颈肩部疼痛伴左上肢疼痛、无力2年。

[现病史] 患者2年前无明显诱因出现颈肩部及左上肢疼痛，疼痛位于颈肩部、左上臂及前臂桡侧，不伴上肢麻木、足底踩棉感、胸廓束带感、双手精细动作障碍。后逐渐出现左上肢无力，外展困难，曾卧床休息、口服药物治疗，症状逐渐加重，遂来我院门诊就诊，睡眠较差，饮食及二便正常。

[查体] 颈部屈伸活动受限，压头试验（＋），左侧臂丛神经牵拉试验（＋），四肢及躯干感觉正常，左侧三角肌肌力3级，左侧肱二头肌、肱三头肌肌力4级，余四肢肌肉肌力5级，生理反射存在，病理反射未引出。VAS评分：颈痛1分，前臂痛7分。NDI：52.3%。

[辅助检查]

（1）术前颈椎正侧位、过屈过伸位X线片：颈椎退行性改变，颈椎活动度降低，钩椎关节增生、硬化（图5-1、图5-2）。

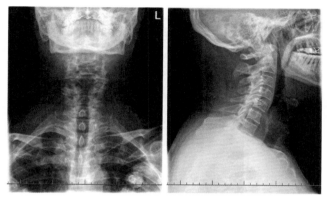

图 5-1　术前颈椎正侧位 X 线片

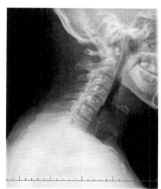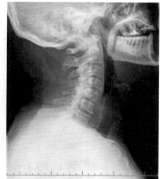

图 5-2　术前颈椎过屈过伸位 X 线片

（2）术前颈椎 CT、三维重建：颈椎退行性改变、椎体骨质增生、关节突关节增生硬化，C_4/C_5 椎间盘突出、椎管狭窄（图 5-3、图 5-4）。

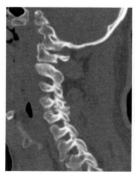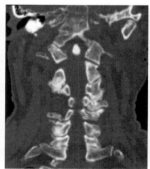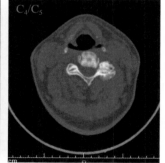

图 5-3　术前颈椎 CT

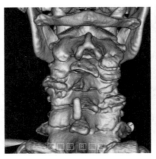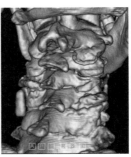

图 5-4　术前颈椎 CT 三维重建

（3）术前颈椎 MRI：C_4/C_5 椎间盘突出，左侧神经根管狭窄（图 5-5）。

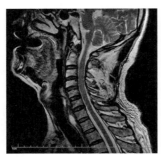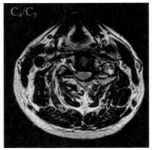

图 5-5　术前颈椎 MRI

［诊断］　神经根型颈椎病（C_4/C_5，左）。

［治疗经过］　患者入院后完善术前检查，无手术禁忌证，于全身麻醉下行后入路经皮内镜下颈椎椎管减压术，患者俯卧位，用胶布及 Mayfield 头架固定头部，向尾端倾斜手术台约 30°，术中 C 臂透视下定位 C_4/C_5 椎间隙及关节突并在体表标记。C 臂透视下于 C_4/C_5 左侧椎板关节突连接点应用一次性穿刺针逐层穿刺，穿刺针直达上椎板的下缘、下椎板的上缘和关节突关节内点的交点处，取 7 mm 切口，顺次插入扩张套筒建立通道，建立通道后将工作套筒置入椎管内，直达背侧椎板间隙，置入内镜，显示"V"

点，探查见椎板及小关节严重增生，在套筒保护下应用磨钻和椎板咬骨钳处理增生椎板及小关节（图5-6），并逐渐深入工作套筒，松解神经根。镜下探查见硬膜囊及神经根完全松解（图5-7）。术后颈椎 MRI 及 CT 检查可见增生椎板、关节突关节充分切除，椎管充分减压（图5-8至图5-10）。术后第1天下地活动，术后第7天出院，左侧三角肌肌力恢复至4+级，左侧肱二头肌、肱三头肌肌力恢复至4+级，VAS 评分：颈痛2分，前臂痛1分。

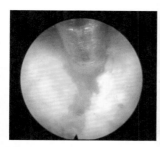 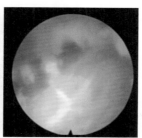

图 5-6　内镜下使用磨钻　　图 5-7　内镜探查神经结构

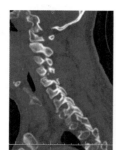 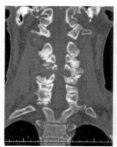 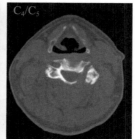

图 5-8　术后颈椎 CT 复查

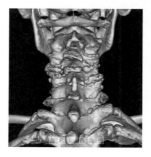

图 5-9　术后颈椎 CT 三维重建

笔记

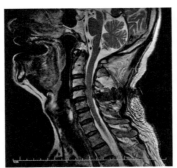
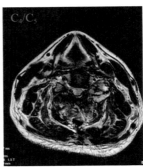

图 5-10　术后颈椎 MRI

[随访]　术后 1 个月复查 X 线未见明显不稳定，VAS 评分：颈痛 1 分，上肢痛 0 分（图 5-11、图 5-12）。

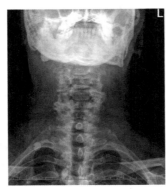
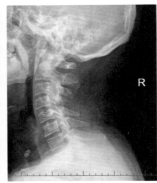

图 5-11　术后 1 个月颈椎正侧位 X 线复查

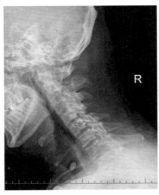
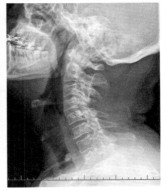

图 5-12　术后 1 个月颈椎过屈过伸位 X 线复查

笔记

病例分析

神经根型颈椎病是椎间孔处有致压物压迫颈神经根所致，是临床上最常见的颈椎病类型，发病率可达 60% ～ 70%，多为单侧或单根发病，但是也有双侧、多根发病者。常见于 30 ～ 50 岁者，一般起病缓慢。对于没有脊髓病变的神经根型颈椎病患者，建议至少 6 周的保守治疗。随着局部炎症细胞因子的减少，颈椎神经根病的症状可能会消退，机械性压迫可能仍然存在。对于经过 6 周充分的保守治疗，症状仍然非常严重的患者，建议手术治疗。后路经皮内镜下颈椎椎管减压术是一种安全有效的替代传统手术的选择。微创颈椎后路内镜技术能够清晰地观察到神经结构，避免后路开放手术造成的术后颈部疼痛、肌肉痉挛和椎旁肌萎缩，良好地保留了脊柱运动节段，能获得神经根性症状的极佳缓解。同时，后路内镜手术避免了前路手术中造成的气管、食管、颈动脉、甲状腺、喉返神经和颈静脉等颈部前结构邻近器官损伤、邻近节段退变加速及相关并发症。

病例点评

神经根型颈椎病的治疗在过去的数十年中不断发展。虽然颈前路融合术仍然是治疗由神经根型颈椎病引起的根性症状的金标准，但其他手术方式也在飞速发展。经皮内镜下颈椎椎管减压术已经证明了其充分减压神经根和硬膜囊的能力，能够获得良好的临床效果。内镜技术最重要的优点是可以在不需要椎间融合的情

笔记

况下解决患者的症状，并且微创手术可以在持续内镜引导下进行特定和选择性减压。当患者的神经压迫主要来源于关节突关节增生所致的神经根管狭窄时，前路手术虽然能完成前方的减压，但跨过后纵韧带、脊髓及神经根减压关节突关节手术操作复杂且困难，可能对神经结构和椎动脉造成直接损伤，得不偿失，因此经皮内镜下颈椎椎管减压术是最佳的手术方式。但是，经皮内镜下颈椎椎管减压术在进行硬膜外腔隙探查和剥离时可能导致大量出血，并难以通过内镜观察到准确的出血点。因此，控制椎管内静脉丛出血应是这项技术的重点。手术中使用射频探头止血和静脉应用止血药物是非常有意义的。后方入路颈椎内镜手术，靶点更为精准，只需要打开神经根管，充分减压神经根。在探查椎间盘间隙或行椎间盘切除术时，斜面工作套管可作为神经根的保护器，避免对神经造成损伤。但是，颈椎内镜技术的学习过程有一个陡峭的学习曲线，建议脊柱外科医生在熟练掌握腰椎后路内镜技术之后再逐步开展颈椎内镜手术。

参考文献

1. HUANG Z, TONG Y, FAN Z, et al. Modified posterior percutaneous endoscopic cervical discectomy for the treatment of degenerative cervical spondylotic myelopathy caused by vertebral posterior osteophytosis. World Neurosurg, 2020, 143: 462-465.

2. QUILLO-OLVERA J, LIN G X, KIM J S. Percutaneous endoscopic cervical discectomy: a technical review. Ann Transl Med, 2018, 6 (6): 100.

笔记

006　颈神经背支封闭治疗颈源性头痛

📋 病历摘要

患者，男，48岁。

[主诉]　头痛、颈肩部疼痛不适10余年。

[现病史]　患者10余年前无明显诱因出现头痛伴颈肩部疼痛，持续性，头痛主要位于右枕部及枕颈交界处，伴头晕、心悸，逐渐出现左侧枕颈交界处、双侧肩胛内侧、下腰部及双下肢疼痛，伴刺痛、烧灼痛、蚁走感等，不伴足底踩棉感、胸廓束带感、双手精细动作障碍，曾行针灸、理疗、口服药物等保守治疗，症状仍逐渐加重，遂来我院门诊就诊。睡眠差，安眠药辅助睡眠，饮食及二便正常。

[查体]　颈部屈伸活动受限。臂丛神经牵拉试验（－），压头试验（－），右侧 C_2/C_3 关节突关节压痛（＋），椎旁压痛（－），C_3 棘突左侧压痛（＋），双侧肩胛内侧缘压痛（＋），双侧肱二头肌内侧压痛（＋），双侧髂后上棘上方压痛（＋），双大腿后侧压痛（＋），四肢及躯干皮肤感觉对称正常，鞍区感觉正常，四肢肌力5级，生理反射存在，病理反射未引出。VAS评分：颈部疼痛7分，前臂疼痛3分，腰痛3分，双下肢疼痛3分。

[辅助检查]

（1）术前颈椎正侧位及张口位、过屈过伸位、双斜位X线片：颈椎退行性改变，寰枢椎关节间隙对称，项韧带钙化（图6-1至图6-3）。

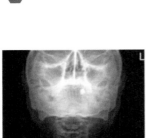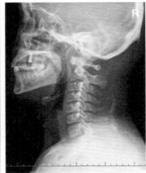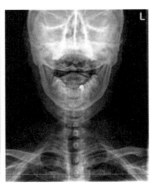

图 6-1 术前颈椎正侧位及张口位 X 线

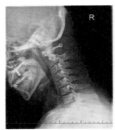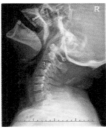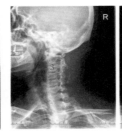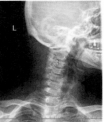

图 6-2 术前颈椎过屈过伸位 X 线　　　　图 6-3 术前颈椎双斜位 X 线

（2）术前颈椎 CT：颈椎退行性改变（图 6-4）。

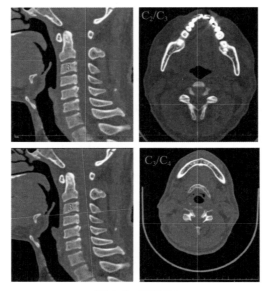

图 6-4 颈椎 CT

（3）术前颈椎 MRI：颈椎退行性改变（图 6-5）。

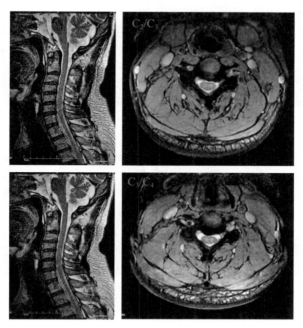

图 6-5　颈椎 MRI

[诊断]　颈源性头痛；纤维肌痛。

[治疗经过]　患者入院后完善术前检查，无手术禁忌证，于局部麻醉下行 C_2、C_3 神经根后支封闭阻滞。术中 C 臂透视下定位 C_2/C_3、C_3/C_4 椎间隙并在体表标记，术区用碘伏消毒后铺无菌巾，于中线双侧旁开 3 cm 处，用 1% 利多卡因麻醉后，用 7G 穿刺针分别穿刺至 C_2/C_3 及 C_3/C_4 右侧椎板与各自侧块移行处，注射碘海醇进行造影，显示双侧 C_2 及 C_3 神经根后支区域（图 6-6、图 6-7），均能复制出患者头痛及颈部疼痛不适症状，同位置注射 1% 利多卡因＋糖皮质激素。术后患者自诉头痛及颈肩部疼痛不适症状明显缓解，睡眠质量明显改善。VAS 评分：颈痛 0 分，前臂痛 3 分，腰痛 3 分，双下肢痛 3 分。

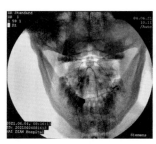
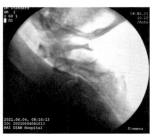

图 6-6　术中 C 臂透视下 C_2 颈神经背支封闭

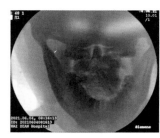
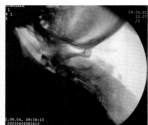

图 6-7　术中 C 臂透视下 C_3 颈神经背支封闭

[随访]　术后 1 个月随访，患者颈部疼痛明显缓解，VAS评分：0 分，可自主入睡，睡眠质量良好。

病例分析

颈源性头痛是继发性头痛中的常见类型，总体发病率为 0.7% ～ 13.8%。颈椎退行性病变和肌肉痉挛是颈源性头痛的直接原因，颈源性头痛也可称为颈神经后支源性头痛。近年来对颈神经的解剖及其末梢的中枢传入机制以及对颈椎间盘退行性变引发非细菌性神经根炎的机制取得了研究进展，加深了我们对颈源性头痛发生机制的认识。2004 年国际头痛学会将颈源性头痛定义为：因颈椎退变、椎旁软组织慢性劳损、颈部外伤后诱发；疼痛呈反复发作的、长期的单侧颈枕部剧烈疼痛，可放射至额部、颜面部。

颈源性头痛多与颈椎活动相关，影像学检查多无明显的病理改变。

局部神经阻滞治疗将局部麻醉药和类固醇药物注射到神经周围，局部麻醉药可减少炎症组织的痛觉传入而暂时缓解疼痛，同时阻断产生疼痛的持续性神经活动而达到长期镇痛效果，而糖皮质激素可抑制前列腺素合成而具有抗炎和免疫抑制作用。应用颈神经后支封闭阻滞的方法治疗颈源性头痛，患者可即刻获得颈肩部疼痛缓解，既往不适症状改善，但疼痛长期缓解情况不甚理想，可能需要定期进行颈神经后支封闭阻滞或颈神经后支射频消融以保证疗效。

病例点评

颈源性头痛在一般人群中患病率高达 4.1%，在慢性头痛患者中患病率高达 20%。临床特征常常不足以提示颈椎病变为头痛的来源，为了明确诊断，需要进行影像学检查和诊断性 C_2 和 C_3 神经根后支封闭阻滞。与下位颈神经根不同，C_2 神经根只有感觉成分，并与枕大神经和枕小神经呈树枝状分布于头皮后部，其造成的疼痛可放射至头皮顶点，患者可能会因此被误诊为原发性枕神经受压所引起的头痛，临床和影像学检查可发现 C_2、C_3 神经根受到刺激，导致枕部疼痛。C 臂透视下上颈椎注射治疗颈源性头痛，颈神经后支于关节突关节处的反折点是封闭注射的理想靶点。后方穿刺的穿刺针路径通常是安全的，食管、胃管、颈动脉、椎动脉和神经节等重要组织结构位于椎体侧前方，与穿刺路径相距较远。但是，由于头部位置可能改变预期的解剖结构，术中应将患者颈椎置于轻度后伸位并避免活动，减少因穿刺导致的脑脊液漏、脊髓损伤、高位脊髓阻滞和蛛网膜炎等严重后果。然而，颈神经后支封闭阻滞的维持时间不确定，当症状反复发作时，可以考虑颈神经后支射频消融术进行调节，降低术后炎症的发生率，延长患者的疼痛缓解时间，稳定疗效，避免重复手术。

参考文献

1. ANTONACI F，FREDRIKSEN T A，SJAASTAD O. Cervicogenic headache：Clinical presentation，diagnostic criteria，and differential diagnosis. Curr Pain Headache Rep，2001，5（4）：387-392.

2. CHAZEN J L，EBANI E J，VIRK M，et al. CT-guided block and radiofrequency ablation of the c2 dorsal root ganglion for cervicogenic headache. AJNR Am J Neuroradiol，2019，40（8）：1433-1436.

3. FINIELS P J，BATIFOL D. The treatment of occipital neuralgia：review of 111 cases. Neurochirurgie，2016，62（5）：233-240.

笔记

007 颈神经背支阻滞治疗颈源性枕颈部疼痛

病历摘要

患者，女，60岁。

[主诉] 右枕颈部疼痛8年，加重1个月。

[现病史] 患者8年前无明显诱因出现右侧枕颈部疼痛，偶伴眩晕，平卧休息后症状有所缓解，曾行局部理疗、卧床休息、口服药物等对症治疗，症状部分缓解，1个月前再次出现枕颈部疼痛不适，行按摩治疗后疼痛及眩晕逐渐加重。

[查体] 步入病房，正常步态，各颈椎棘突间压痛及椎旁压痛（−），枕骨隆突下三横指、棘突右侧区域广泛压痛，颈部活动无受限，压头试验（−），双侧臂丛神经牵拉试验（−），双侧肱二头肌、肱三头肌反射、桡骨膜反射正常引出，双侧 Hoffmann 征（−），髌阵挛、踝阵挛（−）。术前 VAS 评分：颈痛6分。

[辅助检查]

（1）术前颈椎正侧过伸过屈位 X 线片：颈椎曲度变直，C_4/C_5 节段不稳定，多发骨质增生（图 7-1）。

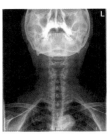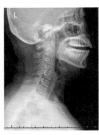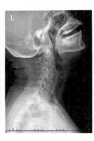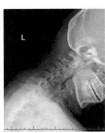

图 7-1　术前颈椎正侧过伸过屈位 X 线片

（2）术前颈椎 CT：颈椎退行性变，C_3-C_7 可见不同程度骨质增生（图 7-2）。

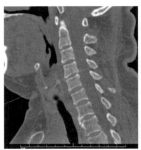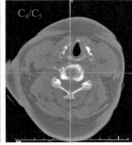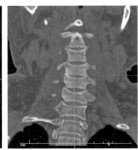

图 7-2　术前颈椎 CT

（3）术前颈椎 MRI：C_3-C_7 椎间盘膨出，椎管未见明显狭窄（图 7-3）。

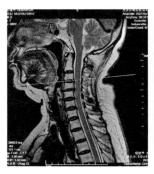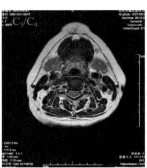

图 7-3　术前颈椎 MRI

［诊断］　颈源性头痛。

［治疗经过］　患者入院后完善术前检查，无手术禁忌证，于

局部麻醉下行枕大神经及第 3 颈神经阻滞，患者取侧卧位，透视定位 C_2/C_3、C_3/C_4 椎间隙并在体表标记，术区行碘伏消毒后铺无菌巾，于中线右侧旁开 3 cm 用 1% 利多卡因麻醉后，用 7 号穿刺针分别穿刺至 C_2/C_3 及 C_3/C_4 右侧椎板与各自侧块移行处，注射碘海醇进行造影，药物弥散提示在 C_2 神经根后支即枕大神经（图 7-4、图 7-5）及 C_3 神经根后支即第 3 枕神经（图 7-6、图 7-7）支配区域均可复制出患者颈部疼痛不适及头痛症状，同位置注射 1% 利多卡因＋曲安奈德 2 mL，患者无明显不适，拔除穿刺针后按压穿刺点，局部无出血，用无菌敷料覆盖，操作结束，患者自诉颈部疼痛不适及头痛症状明显缓解。

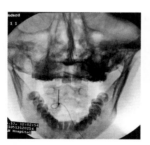

图 7-4　术中 C_2 开口位穿刺针位置

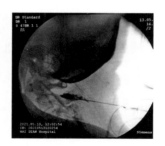

图 7-5　术中侧位 C_2 造影表现

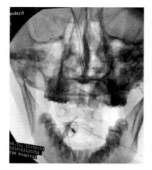

图 7-6　术中 C_3 开口位穿刺针位置

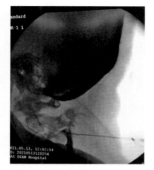

图 7-7　术中侧位 C_3 造影表现

［随访］　术后 VAS 评分：颈痛 1 分。

病例分析

　　颈神经后支自椎间孔处由颈神经分出，绕上关节突外侧向后行，至相邻横突间分为内侧支和外侧支（第1颈神经除外），外侧支为感觉支或皮支，内侧支支配肌肉及邻近关节。枕大神经是第2颈神经后支的分支，后支较前支为大，其外侧支即枕大神经，与枕动脉伴行，为头皮后部的主要感觉支，此支也与枕小神经、耳大神经、耳后神经及第3颈神经相交通。第3枕神经是第3颈神经后支的分支，穿斜方肌浅出，分布于颈上部的皮肤。第3颈神经后支较小，与第2、第4颈神经相交通，外侧支即第3枕神经，为皮支，内侧支支配深部椎间肌及关节。

　　由于上颈段活动度大，特别是C_2横突处附着肌群容易劳损，颈部长期受凉易造成筋膜炎，颈部外伤和长期不良姿势均可造成不同程度颈椎退行性变。当骨性纤维管发生狭窄或颈部软组织的炎症、缺血、损伤造成肌肉痉挛、肌筋膜炎时，颈神经后支受到卡压或化学性刺激产生一系列临床症状，表现出由颈神经后支直接引起的头痛和（或）牵涉性头痛。来自嗅神经、面神经、舌神经、迷走神经和三叉神经传入的终末纤维与C_1-C_3脊神经后支传入纤维在C_1/C_2颈髓后角内相联系也是引起牵涉性头痛的原因。

　　该类型头痛具有以下临床特点：①有颈部长期伏案工作史或外伤损伤史；②上颈椎关节突关节增生，颈神经受压和椎旁肌肉痉挛；③影像学检查仅提示颈椎退行改变，缺乏更多阳性体征。肌肉、神经、血管等功能紊乱是上述疾病的病理特点。上颈部肌肉痉挛、缺血、炎症和骨性结构退行性变引起高位颈神经后支受压或化学炎症刺激；反过来受卡压或化学刺激的神经加重上述症状，从而形成恶性循环。

慢性颈源性头痛为临床常见病，病因复杂多变，颈神经后支源性者因影像学无明显阳性表现，诊疗也较为棘手，常规药物、理疗等传统疗法效果不佳，目前神经根阻滞治疗效果较明显。

病例点评

慢性颈源性头痛虽临床上多见，但行之有效的治疗手段有限，临床诊断存在一定困难，易与神经根型颈椎病及良性阵发性位置性眩晕混淆，常见的神经刺激诱发试验是明确诊断的手段之一，临床上多采用封闭阻滞或脉冲电刺激来定位，穿刺引导手段可采用C臂透视或超声引导，药物多数为局部麻醉药＋糖皮质激素药物，但此类药物持续时间短，若病情反复发作，常需要做神经的射频调节或神经毁损，毁损会带来神经的永久性损害，出现相应的神经支配区域的永久性麻木，故此类病例建议长期随访观察，如后期症状反复可采用射频神经调节治疗。

参考文献

1. 王希，袁君君，李瑛. 颈神经后支源性颈肩痛的临床特点和误诊分析. 中国骨伤，2004，17（1）：3-6.

2. 邹聪，何云武，龙慧，等. 背根神经节脉冲射频治疗颈源性头痛的临床研究. 中国疼痛医学杂志，2014，20（7）：509-511.

3. HUANG J H, GALVAGNO S M, HAMEED M, et al. Occipital nerve pulsed radiofrequency treatment: a multi-center study evaluating predictors of outcome. Pain Med, 2012, 13（4）：489-497.

008 颈椎前路椎间盘切除植骨融合术治疗混合型颈椎病

病历摘要

患者，女，63岁。

[主诉] 四肢麻木10余年，加重伴头晕、恶心、行走不稳1年余。

[现病史] 患者10余年前无明显诱因出现四肢麻木不适，平卧休息不缓解，活动后稍加重，不伴头晕、恶心等。1年前四肢麻木较前加重，同时伴恶心、头晕及行走不稳，麻木以左上肢及左下肢为著，上肢麻木为双侧上臂、前臂及整个手掌麻木，伴轻度感觉减退，精细活动欠佳。门诊以"混合型颈椎病"收入我科。

[查体] 步入病房，步态无异常。颈椎无后凸畸形，无侧弯。脊柱生理弯曲存在，颈部活动轻度受限，C_4-C_7棘突及双侧椎旁肌压痛（＋），其他棘突无压痛。压头试验（＋），双侧臂丛神经牵拉试验（＋）。胸腰椎未见明显异常。右手桡侧感觉减退，左手尺侧感觉减退。未见肌肉肥大、萎缩；四肢肌张力正常。四肢诸肌肌力5级。腹壁反射双侧对称，肛门反射存在。左侧肱二头肌反射减退、左侧桡骨膜反射消失。双跟腱反射未引出。余反射未见明显异常。双侧Rossolimo征（＋），其余病理征未引出。VAS评分：颈痛2分，上肢痛1分。NDI：56%。

笔记

[辅助检查]

（1）术前颈椎正侧过屈过伸位 X 线片：颈椎退行性改变，生理曲度反弓，无明显不稳（图 8-1）。

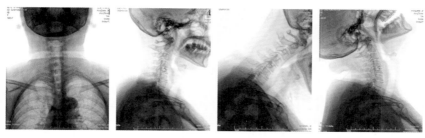

图 8-1　术前颈椎正侧过屈过伸位 X 线片

（2）术前颈椎 CT：C_6/C_7 椎间盘后方钙化（图 8-2）。

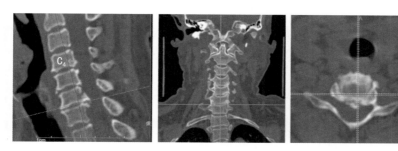

图 8-2　术前颈椎 CT

（3）术前颈椎 MRI：C_4/C_5、C_6/C_7 颈椎间盘突出，脊髓神经根受压明显（图 8-3）。

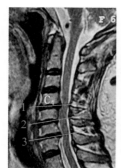
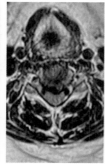
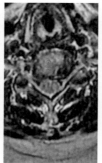
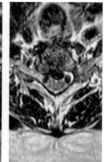

图 8-3　术前颈椎 MRI

[诊断]　混合型颈椎病（C_4/C_5，C_6/C_7）：脊髓型、神经根型。

[治疗经过]

患者入院后完善术前检查，无手术禁忌证，行颈椎前入路 C_4/C_5 椎间盘切除、椎间融合 + C_6 椎体次全切除、钛笼植入、钛板螺钉内固定术。

全身麻醉满意后，患者取仰卧位，颈部轻度过伸位，头部中立位。常规进行术区消毒铺巾，于锁骨上 3 cm 取颈部横行切口（长约 5 cm），切开皮肤、皮下组织及颈阔肌，同时严密止血，向上向下略做钝性分离后，从甲状舌骨肌、胸锁乳突肌间隙进入，分辨食管气管鞘与颈动脉血管鞘间隙，于间隙内钝性分离进入，直达椎前筋膜，定位透视确定 C_4/C_5 间隙，切开前纵韧带及纤维环，去除部分椎间盘后用自动撑开器撑开椎间隙，进一步切除椎间盘组织，探查见椎间盘突出，且椎体后缘增生，压迫神经，仔细处理突出椎间盘及增生骨赘直至解除压迫。取 4 号 cage，置于椎间，直视下判断深度合适，松开自动撑开器。向下定位至 C_6/C_7 椎间隙，切除 C_6 椎体后，充分扩大椎管，切除 C_6/C_7 椎体后方唇样骨性增生，在切除椎体区域植入钛笼及自体骨，并用 3 节段钛板于 C_4-C_7 椎体前方固定。C 臂透视下见 cage、钛笼、钛板及螺钉位置良好。冲洗切口，探查未见明显活动性出血，留置负压引流管 1 根，逐层缝合切口，用无菌敷料覆盖。术中出血约 30 mL（图 8-4）。

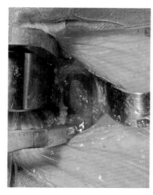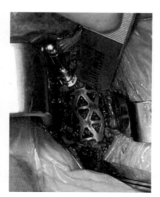

A：前路切除椎体后可见硬膜囊　　　B：放置钛笼

图 8-4　颈椎前路椎间盘切除植骨融合术

［随访］

（1）术后颈椎 CT：C$_6$ 椎体后方骨赘切除满意，椎管减压充分。颈椎曲度重建良好（图 8-5）。

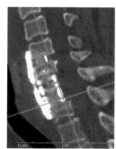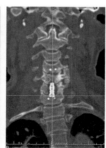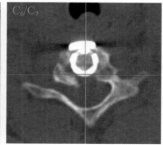

图 8-5　术后颈椎 CT

（2）术后颈椎 X 线片：内固定位置良好（图 8-6）。

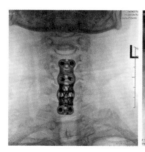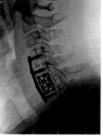

图 8-6　术后颈椎 X 线片

（3）术后 VAS 评分：颈痛 1 分，上肢痛 0 分。

病例分析

颈椎病依据受累的组织和结构不同，分为神经根型、脊髓型、交感型、椎动脉型、其他型，如果 2 种及 2 种以上类型同时存在，称为混合型颈椎病。本例患者为神经根型及脊髓型同时存在。彻底进行椎体减压与重建脊柱功能是脊髓型颈椎病手术方案的 2 个关键步骤，ACDF 与 ACCF 是脊髓型颈椎病经典术式，即通过颈前入路实现减压与植骨融合。ACCF 的优点是术中暴露较充分、减压更彻底，其缺点是手术创伤较大、术中出血量较多，术后易出现颈椎不稳、内植物下沉及颈椎生理曲度丢失等并发症；与 ACCF 相比，ACDF 的安全性更高，内植物移位、滑脱等并发症发生率更低，术中出血量更少，且在恢复颈椎生理功能方面优于 ACCF，但 ACDF 的减压不充分，对合并后纵韧带骨化的患者，单纯 ACDF 较难彻底切除骨化致压物。

该患者 C_4/C_5 椎间盘突出为软性突出，ACDF 可轻易处理，但 C_6 椎体后方则有较大骨赘形成，已经达到 C_6 椎体下 1/2 水平，ACDF 很难将其彻底切除，而 C_6/C_7 又是导致髓性症状的主要节段，该节段彻底的减压尤为重要，故选择 C_6 椎体次全切除、C_4/C_5 椎间盘切除、C_4-C_7 前方钛板螺钉内固定术。如此可在彻底减压的基础上，避免过多切除椎体导致节段不稳、终板塌陷。手术中切除 C_6 后纵韧带骨化时，可应用磨钻将骨质打薄，寻找突破点，切除骨质时，小心硬膜粘连导致硬膜损伤。

笔记

病例点评

在临床工作中，常会遇到多节段颈椎病变的情况，手术方式的选择也是常见的讨论议题。对于长节段病变，明确其致压物来源很重要，直接决定了手术入路的方式。如果压迫多来自后方结构（椎管、黄韧带等），后入路为优选方案；如果压迫来自前方结构（椎间盘、后纵韧带等），那长节段的前路可以直接进行减压，为优选方案；如果压迫为钳夹样，则需要考虑前后路联合手术解除压迫。本病例选择前路，主要考虑压迫来自前方结构，因此前入路的直接减压为优选且手术创伤较小。另外，对于椎体后方的钙化后纵韧带，仅切除椎间盘减压或进行烧瓶样潜行减压是不够的，很难对骨化后纵韧带全程进行充分减压，因此选择 C_6 椎体次全切，充分切除 C_6 椎体后方致压物。同时，对于 C_4/C_5 的软性突出，仅做椎间盘切除即可起到显著的减压效果，因此选择了如此的手术方式，更个性化，更适合患者需求，更能减少手术时间及术中出血。对于椎管侵占率较高（＞50%）的患者，在行前路手术时，颈椎过伸位有可能使脊髓受压加重，导致术后易出现体位性脊髓损伤，此时需先行后路减压扩大椎管后，再行二期前路手术。

笔记

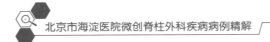

009 枕颈固定融合术治疗颈椎骨转移瘤

病历摘要

患者，男，72 岁。

[主诉] 颈肩部间断疼痛 5 年，加重 1 个月。

[现病史] 患者 5 年前无明显诱因出现颈肩部疼痛，间断发作，否认双上肢放射痛，否认四肢无力、胸廓束带感及踩棉感等不适，口服药物及理疗后症状可自行缓解，未行规律治疗。1 个月前颈肩部疼痛明显加重，伴颈部活动受限，口服抗炎止痛及营养神经药物效果不佳，于外院行颈椎 MR 示 C_2/C_3 附件骨质破坏、软组织肿块形成，C_2-C_7 椎间盘突出，椎管狭窄。为进一步治疗，患者就诊于我院门诊，以"颈椎占位性病变"收入院。患者自发病以来一般状况可，饮食可，睡眠可，二便正常，近期体重无明显变化。

[查体] 步态无异常，颈椎无后凸畸形，颈部呈前屈强迫体位，后伸及左右侧屈、旋转活动均受限，C_2-C_5 颈椎棘突间压痛（＋），椎旁压痛（＋）。压头试验（－），臂丛神经牵拉试验（－），上肢肌力无异常，双侧下肢肌力 4 级，四肢肌张力无异常，双侧肱二头肌反射、双侧肱三头肌反射、双侧桡骨膜反射正常引出，双侧 Hoffmann 征（－），双侧 Rossolimo 征（－），双侧 Babinski 征（－），双侧 Chaddock 征（－），双侧 Oppenheim 征（－），双侧 Gordon

征（－），双侧髌阵挛（－），双侧踝阵挛（－）。VAS 评分：颈痛 7 分。NDI：70%。

[辅助检查]

（1）总前列腺特异性抗原（prostate-specific antigen，PSA）：782.4 ng/mL（＋）。游离 PSA ＞ 50 ng/mL（＋）。泌尿系统超声：前列腺增生伴结节样改变伴多发钙化。PET-CT：前列腺癌，颈椎为骨转移癌。盆腔增强 MRI：前列腺癌伴双侧精囊腺及膀胱后壁受累，盆腔内多发转移淋巴结。

（2）术前颈椎正侧位及张口位 X 线片：颈椎 C_3 棘突局部骨质破坏（图 9-1）。

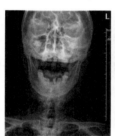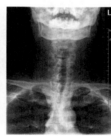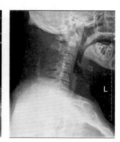

图 9-1 术前颈椎正侧位及张口位 X 线片

（3）术前颈椎 CT：C_3 棘突、椎板、侧块均有骨质破坏（图 9-2）。

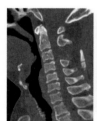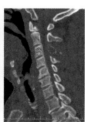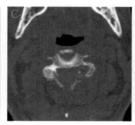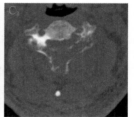

图 9-2 术前颈椎 CT

（4）术前颈椎 MRI 平扫：瘤体巨大，侵占椎管，压迫颈脊髓（图 9-3）。

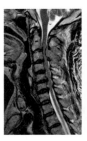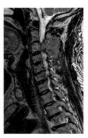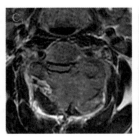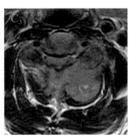

图 9-3　术前颈椎 MRI 平扫

（5）术前颈椎 MRI 增强扫描：局部肿块增强信号，提示为肿瘤（图 9-4）。

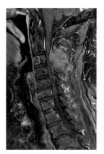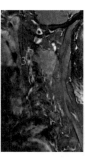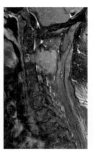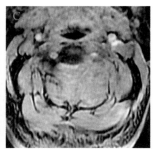

图 9-4　术前颈椎 MRI 增强扫描

［诊断］　前列腺癌骨转移（颈椎）；颈部脊髓损伤；不完全性瘫痪。

［治疗经过］

患者入院后完善术前检查，无手术禁忌证，行颈椎后路转移性肿瘤切除＋枕颈固定融合术。

患者全身麻醉成功后取俯卧位，头颅牵引固定于轻度屈曲位，拉开椎板间隙，定位枕骨粗隆至 C_6 棘突并标记，消毒铺无菌单。手术开始，自枕骨粗隆上方 1.0 cm 至 C_6 棘突做后正中直切口，长约 15 cm，依次全层切开皮肤、皮下组织后止血，自上而下显露枕部和 C_1-C_6，并从棘突根部分别向两侧椎板暴露，于 C_3 棘突处可见肿瘤，瘤体大小约 5.0 cm × 3.0 cm × 3.0 cm，并已侵蚀双侧椎板及棘突，与周围组织无明显边界，用电刀切除瘤体及周围部分正常组织，包括 C_3 棘突、双侧椎板及左侧侧块关节，显露椎管及硬膜囊，彻底减压及止血，分别于 C_4-C_6 两侧侧块共置入 6 枚侧块螺钉，于枕骨颅中线枕骨粗隆下方区域铺置枕骨板，分别拧入 5 枚枕骨螺钉以固定枕骨板，将固定杆预弯后分别连接两侧枕骨螺钉及侧块螺钉，拧入螺帽并锁紧，使用稀碘伏盐水和无菌生理盐水反复冲洗伤口后再次严密止血，见内固定牢固、位置良好、肌肉组织无活动性出血后留置负压引流管 1 根，间断缝合椎旁肌后逐层闭合伤口，用无菌敷料覆盖，术毕（图 9-5 至图 9-7）。

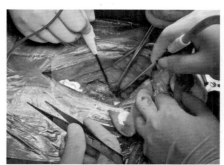

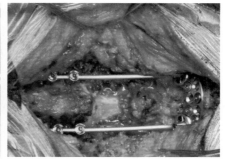

图 9-5　术中剥离瘤体　　　　图 9-6　术中内固定位置良好，减压彻底，
　　　　　　　　　　　　　　　　　　瘤体完全切除

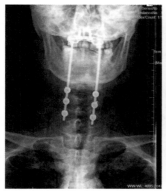

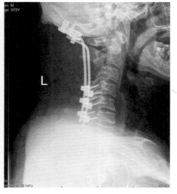

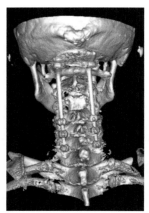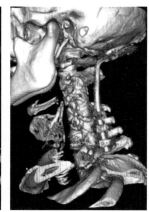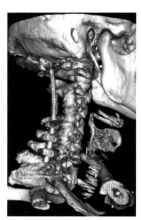

图 9-7　术后颈椎 X 线及颈椎 CT 三维重建示内固定位置良好

［随访］　术后规律行精准放疗：前列腺 7000 cGy、腹腔淋巴结 6440 cGy、预防部位 5040 cGy，28 次。化疗：醋酸戈舍瑞林缓释植入剂 3.6 mg，每 28 天 1 次，皮下注射；比卡鲁胺片 50 mg，每天 1 次，口服。目前颈痛基本缓解，VAS 评分：1 分，NDI：35%。术后 4 个月总 PSA 1.71 ng/mL（－），游离 PSA 0.324 ng/mL（－）。

病例分析

脊柱是恶性肿瘤骨转移的好发部位，而颈椎转移瘤占其中的 10% ～ 17.3%。颈椎转移瘤常引起严重的神经症状，给患者及其家庭带来极大痛苦。以往研究表明在颈椎转移瘤患者中，下颈椎（C_3-C_6）是相对常见的转移部位，上颈椎枕颈结合部转移少见，颈椎转移瘤发病率虽比腰椎和胸椎低，但颈椎解剖结构和生物力学相对复杂，且与脊髓、神经根和椎动脉毗邻，常因颈椎转移瘤破坏颈椎基本结构而导致颈椎不稳、椎体塌陷、顽固性颈肩疼痛甚至是脊髓压迫，严重时还会导致高位截瘫，加速病情恶化。

颈椎转移瘤的治疗仍存在争议，但随着近年来外科手术技术及相关内固定器械的进步，越来越多的学者倾向于手术治疗。颈椎转移瘤的手术目的是通过解除脊髓神经压迫，缓解或消除疼痛，从而提高患者的生存质量。目前，对于颈椎转移瘤仍没有公认的手术指征，一般认为，当患者出现顽固性疼痛、颈椎失稳、脊髓受压等临床表现时，应选择手术治疗，生存期小于 6 个月的患者不建议行手术治疗。当然，术后的综合治疗同样重要，合理的治疗计划必须建立在多学科综合评估患者疾病的基础上。患者临床表现、颈椎不稳进展程度、肿瘤侵犯椎体数目、患者对术后活动度的预期、肿瘤放疗和化疗、患者预后生存时间等均应进行个体化评估才能得出最优的治疗方案，包括手术入路、切除范围及重建方式。而颈椎转移瘤预后受多方面因素的影响，是否合并内脏转移尤为重要，是影响预后的独立危险因素。

📋 病例点评

该病例明确诊断为前列腺癌颈椎骨转移，PET-CT 提示除局部淋巴结、颈椎转移外并无其他内脏器官转移，预估生存期大于 6 个月，临床表现除颈部疼痛外还有脊髓受压表现，符合手术指征。在影像学表现上，肿瘤侵犯了部分椎体的棘突、椎板及侧块，造成颈椎不稳定并且对椎管造成了压迫，手术目的是为了完整切除瘤体、尽量减压椎管、恢复正常肌力、改善高位颈椎稳定性的丢失，因此颈椎后路钉棒系统 + 枕颈融合术是最佳的手术方案，虽然丧失了颈椎部分活动度，但能达到治疗目的。术中发现瘤体较大且与周围组织粘连，切除瘤体后留取病理，椎管减压后可见脊髓膨胀良好无明显受压表现，而术后病理回报为明确的转移癌。术后患者颈部疼痛较术前明显减轻，四肢肌力恢复正常，该患者经过术后规律的放疗及化疗后肿瘤指标转阴，前列腺及转移淋巴结明显缩小，生活质量明显提高。

参考文献

1. 王乐，张文武，李婷婷，等. 手术治疗颈椎转移瘤的疗效及预后的影响因素. 中国脊柱脊髓杂志，2021，31（2）：111-119.

2. 滕红林，肖建如，贾连顺，等. 颈椎转移性骨肿瘤的手术治疗. 中国矫形外科杂志，2002，9（6）：539-541.

3. PATCHELL R A，TIBBS P A，REGINE W F，et al. Direct decompressive surgical resection in the treatment of spinal cord compression caused by metastatic cancer：a randomised trial. Lancet，2005，366（9486）：643-648.

胸椎篇

010 经单侧椎弓根入路弯角球囊椎体后凸成形术治疗骨质疏松性椎体压缩骨折

📋 病历摘要

患者，男，64岁。

[主诉] 不慎摔伤致腰背部疼痛伴活动受限3周余。

[现病史] 患者3周余前不慎摔倒后出现胸背部疼痛，平卧休息时症状缓解，翻身活动及站立时胸背部疼痛加重，不伴下肢放射痛，自行局部理疗、卧床休息等症状缓解不佳，遂于我院门

笔记

诊就诊，行腰椎 CT 检查提示 T_{11} 椎体楔形变，胸椎压缩性骨折，门诊以 "T_{11} 椎体压缩性骨折" 收入院。

［查体］　胸腰段后凸畸形，胸腰段压痛（+），叩击痛（+），脊柱活动受限，四肢肌力、肌张力无明显异常，四肢感觉无明显异常。病理征、腱反射以及下肢神经查体未见明显异常。Oswestry 功能障碍指数（Oswestry disability index，ODI）：86.7%；VAS 评分：背痛 8 分。

［辅助检查］

（1）术前腰椎正侧位 X 线片：T_{11} 椎体楔形变（图 10-1）。

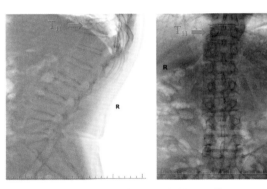

图 10-1　术前腰椎正侧位 X 线片

（2）术前腰椎 MRI：T_{11} 椎体呈现新鲜骨折信号（图 10-2）。

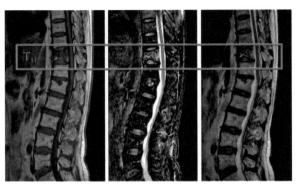

图 10-2　术前腰椎 MRI

（3）骨密度：最低 T 值为 – 3.5 SD。

[诊断]　T_{11} 骨质疏松性椎体压缩性骨折。

[治疗经过]

患者入院后完善术前检查，无手术禁忌证，行局部麻醉下经单侧椎弓根入路经皮弯角球囊脊柱后凸成形术。

患者取俯卧位，C 臂透视下确认 T_{11} 椎体及右侧椎弓根投影 2 点钟位置并旁开 1 cm，标记皮肤进针点。常规进行术区消毒铺单，用 1% 利多卡因进行局部麻醉，穿刺针定位，C 臂透视下见位置良好，自右侧椎弓根投影外上缘穿刺进入椎体后缘（图 10-3），拔出内套芯，更换可弯曲骨钻穿刺直至椎体中心（图 10-4），清理扩大球囊通道，通过外套筒放入球囊，通过连接器向球囊推入 1.5 mL 碘海醇，通过球囊扩张椎体，C 臂透视下见椎体高度恢复良好，球囊位于椎体中央偏前的椎体压缩区域（图 10-5），遂通过推杆推入 4.2 mL 骨水泥，C 臂透视下见骨水泥位置良好（图 10-6），待骨水泥凝固后拔除穿刺针，封闭伤口。术后患者腰背部疼痛缓解明显，安返病房。

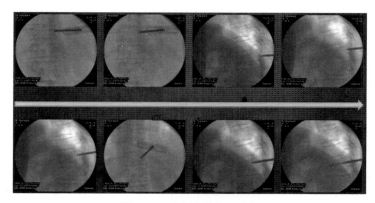

图 10-3　穿刺套筒置入过程

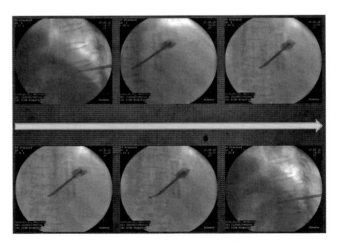

图 10-4　可弯曲骨钻置入过程

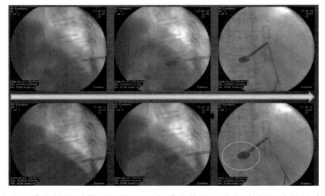

图 10-5　球囊扩张过程（红圈所示为球囊位置，单侧穿刺可达椎体中央）

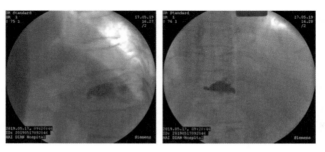

图 10-6　术后骨水泥位置

［随访］　术后复查胸腰段 CT 可见骨水泥分布在椎体中央（图
10-7）。

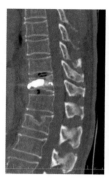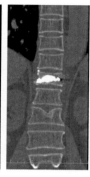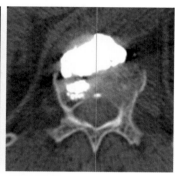

图 10-7 术后复查胸腰段 CT

病例分析

自 1984 年 Galibert 等第一次将骨水泥应用于椎体血管瘤以来，椎体强化术得到了长足的发展。椎体强化术由于其微创、操作相对简单的特点，在骨质疏松性椎体压缩骨折患者的早期止痛、维持椎体高度、避免卧床相关并发症方面优势非常突出。但是随着手术量的增多，穿刺相关并发症也越来越多地凸显出来。

常见的椎体强化术是经椎弓根入路手术。目前主要有经单侧和经双侧椎弓根入路法：单侧入路创伤小，手术时间短，但骨水泥弥散及骨水泥填充量不够理想；双侧入路创伤大，手术时间长，但骨水泥弥散更充分，骨水泥灌注量更多。为了通过单侧入路达到骨水泥在椎体中分布均匀的效果，可以利用单侧弯角椎体成形术治疗老年骨质疏松性椎体骨折。弯角球囊可以实现在以较小的外展角经椎弓根穿入椎体后再增大穿刺针头端的外展角，直接抵达椎体中央区域，实现水泥的双侧均匀弥散，一定程度上减少了穿刺损伤椎弓根及椎管的风险。除此之外，由于多数骨质疏松性椎体压缩骨折（osteoporotic vertebral compression fracture,

63

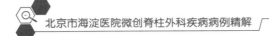

OVCF）患者年龄较大，长期的俯卧位会增加心脏负荷，尤其是对于心肺功能异常的患者，可能会增加手术风险，而单侧穿刺较双侧穿刺能够更好地缩短手术时间，使患者更能耐受该手术。

病例点评

近年来，围绕椎体强化术穿刺技术进行的相关研究层出不穷，经单侧椎弓根弯角球囊经皮椎体后凸成形术（percutaneous kyphoplasty，PKP）就是其中之一。其优势在于穿刺椎弓根时可以按照常规穿刺角度进入（外展15°），一旦进入椎体后，弯曲穿刺针头，可以达到45°～60°进针，达到椎体中央。对于本例患者，其双侧椎弓根都比较大，经典穿刺针经椎弓根穿刺也可以较容易完成手术，但是想经单侧椎弓根直穿到对侧，操作比较受限，需要良好的术前规划和术中C臂监视，因此手术时间较长且风险相对较高，而本例患者在操作过程中，因弯角球囊设计的特殊性，椎弓根穿刺无须太大外展角，且在椎体内增大角度，使手术更容易，同时可降低手术风险、减少透视剂量并缩短手术时间，对于老年人、难以耐受长时间俯卧位的患者更合适。

参考文献

1. 赵俊强，陈琼，黄志坚，等. 单侧与双侧经皮椎体成形术治疗椎体压缩性骨折的前瞻性研究. 中国骨与关节损伤杂志，2011，26（3）：229-230.
2. 王翀，李京，田征，等. 经皮椎体成形术与非手术治疗骨质疏松性椎体压缩骨折的Meta分析. 中国矫形外科杂志，2014，22（6）：493-498.
3. 李祖国，扈佐鸿，刘浩，等. 单侧经皮椎体成形术治疗骨质疏松性上胸椎骨折的临床疗效观察. 中华临床医师杂志（电子版），2015，9（15）：2820-2823.

011 胸椎骨水泥钉 + 经皮穿刺椎体后凸 成形术治疗胸椎骨折伴肋间神经痛

病历摘要

患者，女，83岁。

[主诉] 胸背部疼痛2月余，加重伴双侧肋部疼痛2周。

[现病史] 患者2月余前行走时摔倒，臀部先着地，当即感到胸背部疼痛，否认疼痛向双下肢放射，否认下肢麻木、无力等不适，咳嗽震动时疼痛加重，平卧休息后症状有所缓解，后胸背部疼痛逐渐加重，2周前出现双侧肋部疼痛，行影像学检查后诊断为胸椎骨折，给予卧床休息、口服抗炎止痛药物（具体药物不详）等对症支持治疗，症状缓解不佳，现患者为求进一步治疗就诊于我院，门诊以"胸椎骨折"收入院。患者自发病以来一般状况可，饮食可，睡眠可，二便正常，近期体重无明显增加或下降。

[查体] 平车入室，脊柱外观无畸形，肌肉无肥大和萎缩，腰部屈伸活动受限。双侧前胸壁（T_8水平区域）触痛，T_8水平棘突间叩击痛（＋），椎旁无明显压痛。双侧肌张力正常；双下肢肌力正常，双侧下肢皮肤感觉正常；双侧足背动脉搏动良好，双侧腹壁反射对称引出，双侧膝腱反射正常引出，双侧跟腱反射正常引出，双侧直腿抬高试验（－），双侧股神经牵拉试验（－），双侧 Babinski 征（－）。VAS 评分：胸背痛7分，肋间痛5分。ODI：60%。

笔记

[辅助检查]

（1）术前胸椎正侧位X线片：L_1骨水泥术后，T_8压缩性骨折（图11-1）。

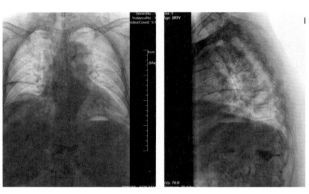

图11-1　术前胸椎正侧位X线片

（2）术前胸椎CT：T_8椎体骨折伴裂隙征（图11-2）。

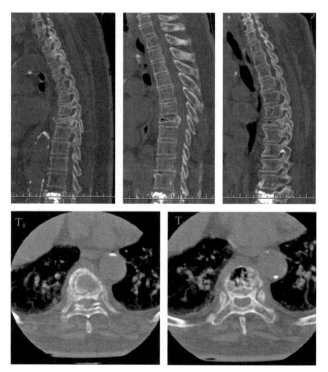

图11-2　术前胸椎CT

（3）术前胸椎MRI：骨折块向后移位造成相应节段椎管狭窄，椎体塌陷造成T_8/T_9双侧椎间孔狭窄（图11-3）。

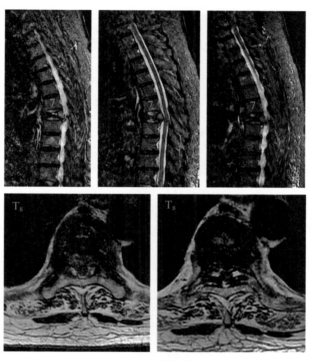

图11-3　术前胸椎MRI

[诊断]　胸椎爆裂性骨折（T_8）；肋间神经痛；L_1骨折术后；重度骨质疏松。

[治疗经过]

患者入院后完善术前检查，无手术禁忌证，于全身麻醉下行胸椎椎体后凸成形（T_8）＋后路胸椎管减压＋椎弓根螺钉杆内固定术（T_6-T_{10}），T_6、T_{10}为骨水泥钉。

患者全身麻醉成功后取俯卧位，C臂透视下定位T_6-T_{10}椎板间隙并在体表标记，常规进行术区消毒铺巾。手术开始，以T_6-T_{10}棘突连线为中心取背部后正中线切口长约15 cm，逐层切开皮肤、皮下组织，仔细止血，使用自动拉钩暴露术野，取 T_6、T_7、T_9、T_{10} 椎弓根入点行椎弓根钻孔，探测证实孔壁四周为骨性，T_6、T_7、T_9、T_{10} 两侧椎弓根拧入 8 颗螺钉，C 臂透视下见螺钉位置正确，T_6、T_{10} 经穿刺针套筒穿刺套管注入骨水泥约 1 mL，计时待骨水泥硬化后拔除穿刺套管，C 臂透视下定位 T_8 右侧椎弓根与椎体交界处，穿刺针旋转穿刺进入 T_8 椎体，到达椎体中前 1/3（矢状位），椎体中央（冠状位），旋转取出骨钻，混合骨水泥并开始计时，经穿刺针套筒注入骨水泥，通过推杆推入 2.5 mL 骨水泥，C 臂透视下再次透视见椎体内骨水泥充填良好，无明显渗漏，待骨水泥硬化后拔除穿刺套管，用超声骨动力系统将 T_7、T_9 双侧部分椎板及 T_8 全部椎板整体切除行椎管减压，仔细分离硬膜囊及神经根，用椎板咬骨钳减压椎管及 T_8 双侧神经根管，见脊髓减压充分，硬膜囊搏动良好，将固定杆预弯后连接螺钉，拧入螺帽并锁紧，于 T_8 水平放置固定杆横连，C 臂透视下见螺钉长度和位置良好，使用一次性无菌电动冲洗枪、稀碘伏盐水和无菌生理盐水反复冲洗伤口后放置引流管 1 根，逐层缝合伤口，用无菌敷料包扎（图 11-4）。

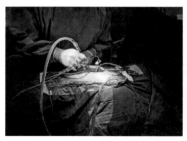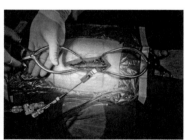

图 11-4　置钉后行 T_8 脊柱后凸成形术

［随访］

（1）术后复查 X 线及 CT：T_6 椎体虽有部分骨水泥渗漏，但未表现出任何症状，内固定位置良好（图 11-5）。VAS 评分：胸背痛 2 分，肋间痛 2 分。

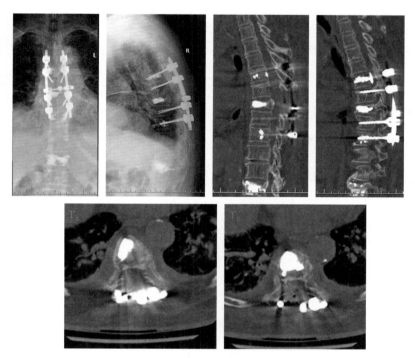

图 11-5　术后复查胸椎 X 线及 CT

（2）术后 3 个月复查胸椎 X 线：内固定位置良好（图 11-6）。VAS 评分：胸背痛 1 分，肋间痛 0 分。ODI：12%。

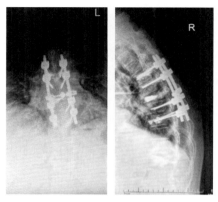

图 11-6　术后 3 个月复查胸椎 X 线

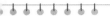

病例分析

骨质疏松性椎体压缩骨折常伴发非轴性疼痛，包括臀部疼痛、肋间疼痛、腹部疼痛、束带状疼痛等，其中以肋间神经痛最为常见，可能由通过椎间孔的神经、血管受损导致。骨质疏松性椎体压缩骨折发生后有 8% ~ 34% 的患者非轴性疼痛缓解不理想。

胸椎椎体压缩骨折，高度丢失，导致椎间孔高度下降，且上位椎体相对于下位椎体滑移，导致椎间孔面积明显减小，压迫出行的肋间神经；椎体压缩骨折可能伴随前纵韧带、后纵韧带及关节囊松弛，使骨折椎体失稳，加之椎管—椎间孔交界处横径减小，易进一步减小椎间孔的有效面积，刺激出口的肋间神经。对于伴发肋间神经痛的患者，部分学者倾向于采用椎体成形术对神经根间接减压以缓解疼痛，有学者报道对胸椎压缩骨折伴肋间神经痛的患者行椎体成形术，术后即刻疼痛缓解率仅为 50%。因此伴发肋间神经痛的胸椎压缩性骨折的手术治疗方式仍有争议。

病例点评

该患者外伤后骨质疏松性胸椎骨折 2 月余，受伤当时并无双侧肋间神经痛，选择保守治疗后并未严格遵医嘱进行卧床休息，导致椎体进一步压缩，造成 T_8/T_9 节段双侧椎间孔狭窄挤压出口神经根，出现了双侧肋间神经痛，严重影响患者日常生活及睡眠。如患者早期即积极采用 PKP、PVP 等手术治疗应该不会导致严重的后果，因此建议此类患者早期可采用手术治疗以稳定脊柱，防止进一步压缩及后凸畸形。既往文献显示 PKP 对于出现肋间神经痛患者的有效率仅为 50%。因此我们不得不采取钉棒系统＋椎管减压来恢复椎间孔高度，为防止内固定物松动，T_6、T_{10} 采用了骨水泥强化螺钉，且在 T_8 进行球囊撑开注入骨水泥恢复椎体部分高度，术中进行后方撑开扩大椎间孔面积，进一步进行椎管减压。患者术后症状缓解满意，肋间神经痛及胸背部疼痛明显减轻，内固定位置良好，之后严格、规律的抗骨质疏松治疗也是必不可少的。

参考文献

1. 曾忠友，张建乔，金才益，等. 胸腰段脊柱骨折不同固定方式疗效对比分析. 中华创伤杂志，2012，28（2）：149-154.

2. VERLAAN J J, DIEKERHOF C H, BUSKENS E, et al. Surgical treatment of traumatic fractures of the thoracic and lumbar spine：a systematic review of the literature on techniques，complications，and outcome. Spine，2004，29（7）：803-814.

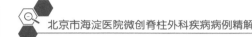

012　经椎间孔入路治疗多节段胸椎间盘突出症

病历摘要

患者，男，62岁。

[主诉]　双下肢无力1月余。

[现病史]　患者1月余前不慎摔倒，当时出现腰部不适，不伴双下肢无力、疼痛与麻木不适，未予重视。摔伤10余日后逐渐出现双下肢行走无力，不伴麻木疼痛等不适，需挂拐辅助行走，伴双下肢发凉，小便失禁。行胸腰椎 MRI 提示 T_{12}/L_1 节段椎间盘突出，相应节段椎管狭窄，腰椎术后，腰椎前凸畸形，腰骶筋膜水肿。患者自行局部理疗、卧床休息等，上述症状缓解不佳，门诊以"胸椎间盘突出症胸椎管狭窄症"收入院。

[既往史]　6年前因腰椎管狭窄症行 L_3-S_1 内固定，遗留双下肢踝背伸及蹬背伸肌肌力差。

[查体]　患者坐轮椅进入病房，脊柱腰段未见明显畸形，腰椎棘突间隙无明显压痛，L_2-L_4 棘突叩击痛（＋），脊柱纵向叩击痛（－）。腰椎后伸活动无明显受限。双下肢直腿抬高试验（－），双侧股神经牵拉试验（－）。双下肢末梢皮温较低，双侧足背动脉搏动较弱。双足背及踝部前方皮肤感觉减退。双髂腰肌肌力4级，双股四头肌肌力4级，双踝背伸肌肌力1级，双足蹬背伸肌肌力

0级，双腓肠肌肌力 5 级。双下肢肌张力增高。双侧膝腱反射活跃，双侧跟腱反射未引出。双侧 Babinski 征（−）。VAS 评分：胸背痛 1 分，下肢痛 1 分；ODI：76%。

[辅助检查]

（1）术前胸椎正侧位 X 线片：退行性改变，多节段骨赘形成（图 12-1）。

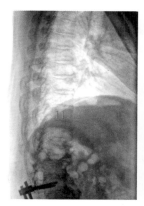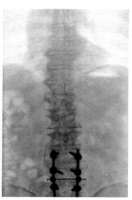

图 12-1　术前胸椎正侧位 X 线片

（2）术前胸椎 MRI：T_{11}/T_{12}、T_{12}/L_1 椎间盘突出，椎管狭窄（图 12-2）。

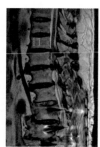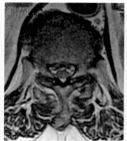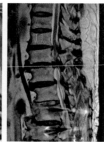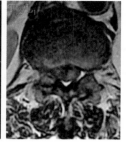

图 12-2　术前胸椎 MRI

（3）完善相关检查：颈椎 MRI，双下肢动静脉彩超、颈动脉彩超、TCD，均未见明显狭窄，颈椎核磁见轻度椎间盘突出，无

73

明显脊髓受压（图 12-3），考虑目前症状为胸椎管狭窄导致。

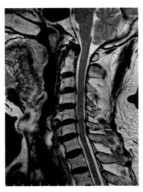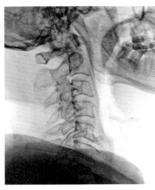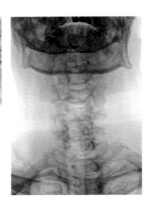

图 12-3　术前颈椎 MRI

[诊断]　胸椎间盘突出症（T_{11}-L_1 椎间盘突出）；胸椎管狭窄；L_3-S_1 椎管减压融合内固定术后。

[治疗经过]

患者入院后完善术前检查，无手术禁忌证，于局部麻醉＋强化麻醉下行内镜下胸椎管减压术（T_{11}-L_1）。

首先对 T_{11}/T_{12} 减压，自右侧椎间孔建立通道，镜下对小关节突及神经根管进行骨性减压，处理黄韧带后用髓核钳切除突出的椎间盘进行脊髓腹侧减压，见突出的椎间盘摘除彻底，探查 T_{11} 出口根及 T_{12} 走行根无明显压迫，术中询问患者症状变化，患者诉症状部分缓解，但仍自觉双下肢沉重无力，遂同法在 T_{12}/L_1 右侧穿刺并放置操作通道，镜下探查可见 T_{12}～L_1 椎间突出，脊髓及神经根明显受压，应用咬骨钳扩大椎管及神经根管松解脊髓及神经根，部分切除增生黄韧带后，探查可见髓核及软骨终板脱出压迫脊髓及神经根，用髓核钳切除脱出组织，探查脊髓及神经根松解，患者当即感觉双下肢较前轻松（图 12-4、图 12-5）。

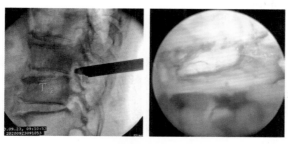

图 12-4　T_{11}/T_{12} 节段减压

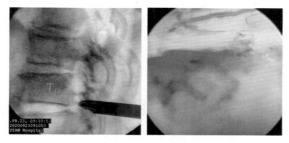

图 12-5　T_{12}/L_1 节段减压

[随访]

（1）术后胸腰段 CT：T_{11}/T_{12}、T_{12}/L_1 节段减压（图 12-6）。

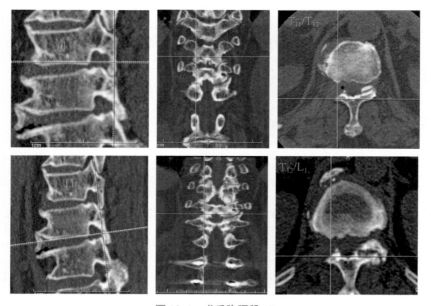

图 12-6　术后胸腰段 CT

（2）术后与术前 CT 三维重建图像对比见图 12-7。

术后 术前

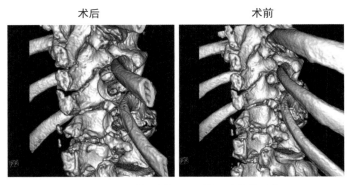

图 12-7　术后与术前 CT 三维重建图像对比

（3）术后胸椎 MRI：T_{11}/T_{12}、T_{12}/L_1 节段充分减压（图 12-8）。

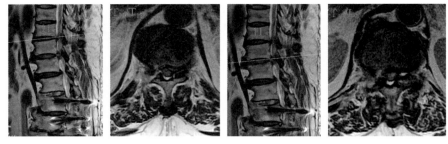

图 12-8　术后胸椎 MRI

（4）术后查体：双侧髂腰肌肌力及股四头肌肌力恢复至 5 级；双侧胫前及𧿹背伸肌肌力无变化；小便失禁症状消失。

病例分析

胸椎管狭窄症（thoracic spinal stenosis，TSS）主要因黄韧带骨化（ossification of ligamentum flavum，OLF）、胸椎间盘突出（thoracic disc hemiation，TDH）、后纵韧带骨化（ossification of posterior longitudinal ligament，OPLL）等原因压迫脊髓引起双下肢麻木无力，大小便功能障碍，严重影响患者生活质量。

胸椎间盘突出（thoracic disc herniation，TDH）作为 TSS 发病的因素之一有其特殊性。由于胸廓的保护作用，对于同时具有胸椎间盘突出引起的明确神经损害体征的患者，发病率仅为每年每百万分之一。临床实践中，治疗 TDH 所实施的胸椎间盘切除术占所有椎间盘切除手术的 0.2% ～ 2%。

TDH 一旦出现症状，保守治疗一般无效，症状多持续进展，延迟时间越长，预后越差。因此，一旦发现临床症状与影像学表现相符，应尽早手术治疗。目前临床上常用后路开放去除后方椎板、切除增生黄韧带、切除腹侧椎间盘的术式。近年来，随着脊柱内镜的发展，其适应证也逐渐扩大到腰椎管狭窄症以及颈、胸椎间盘突出症的治疗中，并取得了满意的疗效。但是由于胸椎与腰椎相比解剖结构差异大，胸椎管储备空间有限、脊髓耐受性较差，且受肋骨、胸腔的影响，操作空间有限，需要术者有成熟的经验及在椎管内轻柔地操作。

对于本例患者，同时存在两节段椎间盘突出，术前检查及查体并不能精准定位其责任节段，所以首先处理高位（T_{11}/T_{12}）突出，术中严密观察患者双下肢感觉运动情况；摘除突出的椎间盘后询问患者症状缓解情况，如症状不缓解，继续向下行 T_{12}/L_1 椎间盘摘除及椎管减压。

选择经椎间孔入路，由于胸椎关节突关节呈冠状位，建立工作通道时应逐步用环锯去掉上、下关节突的外侧缘再逐渐进入管道，术中减少对神经根及脊髓的骚扰。虽然胸髓的飘浮空间不大且对压力耐受性差，但只要部分解除压迫，其髓性症状即可得到明显恢复。

笔记

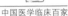

病例点评

　　近年来已经有较多学者报道了应用脊柱内镜进行胸椎手术的案例，手术难度较大，术后疗效不佳，症状无缓解甚至加重，胸脊髓受解剖结构的影响，活动度较小，活动性差，术中如果出现医源性压迫则容易造成脊髓的副损伤。手术麻醉方式的选择各有利弊。全身麻醉可以保证患者的稳定体位，避免术中患者活动致神经损伤，其缺点是术中不能与患者良好沟通，难以较早发现神经相关损伤或骚扰，待患者术后清醒后才发现，为时已晚，因此常规全身麻醉胸椎手术需在脊髓监测下完成。我们最终选择了局部麻醉下侧入路胸椎间盘切除及胸椎管减压术。手术中严密观察和询问患者自我感觉及下肢活动情况，轻柔操作，避免胸脊髓过度刺激，术中一旦出现症状加重，随时停止手术。同时，局部麻醉下进行手术可随时与患者沟通调整手术方案，及时应对术中情况。

参考文献

1. AIZAWA T，SATO T，TANAKA Y，et al. Thoracic myelopathy in Japan：epidemiological retrospective study in Miyagi Prefecture during 15 years. Tohoku J Exp Med，2006，210（3）：199-208.

2. EPSTEIN N E，SCHWALL G. Thoracic spinal stenosis：diagnostic and treatment challenges. J Spinal Disord，1994，7（3）：259-269.

3. DIMAR J R，BRATCHER K R，GLASSMAN S D，et al. Identification and surgical treatment of primary thoracic spinal stenosis. Am J Orthoped，2008，37（11）：564-568.

013 胸椎后路椎管减压内固定术治疗胸椎管狭窄症

病历摘要

患者，男，53岁。

[主诉] 右下肢行走无力6月余。

[现病史] 6月余前无明显诱因出现右下肢行走无力及踩棉感，休息后症状缓解不佳，无麻木、疼痛，保守治疗无效，症状进行性加重，严重影响日常生活。为求进一步治疗，就诊于我院门诊。患者自发病以来精神、饮食可，二便正常，体重较前无明显变化。

[查体] 步入病房，蹒跚步态，脊柱无明显后凸畸形，脊柱棘突间及双侧椎旁压痛、叩击痛（-），双下肢肌力、肌张力无明显异常，右大腿内侧、前侧、外侧感觉减退，右小腿外侧、外踝、足背痛觉过敏，双侧膝腱反射、跟腱反射正常引出，双侧Babinski征（+），Chaddock征（+）。ODI：53%。

[辅助检查]

（1）术前胸椎正侧位X线片：胸椎曲度变直（图13-1）。

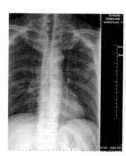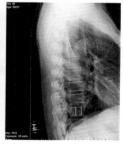

图 13-1 术前胸椎正侧位X线片

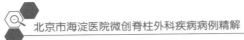

（2）术前胸椎 CT：T_{11}/T_{12} 椎间盘突出、椎管狭窄、椎间盘钙化合并黄韧带骨化（图 13-2）。

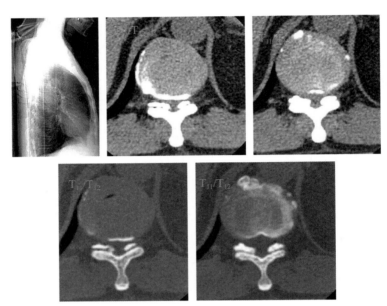

图 13-2　术前胸椎 CT

（3）术前胸椎 MRI：T_{11}/T_{12} 节段椎管狭窄，伴后方黄韧带骨化（图 13-3）。

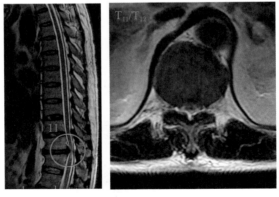

图 13-3　术前胸椎 MRI

［诊断］　胸椎管狭窄症（T_{11}/T_{12}，右）。

[治疗经过]

患者入院后完善术前检查，无手术禁忌证，于全身麻醉下行后入路胸椎管减压术，主要减压椎管背侧。

麻醉成功后，患者取俯卧位，常规进行术区消毒铺巾，从 T_{11}/T_{12} 取背部后正中切口长约 8 cm，切开皮肤、皮下组织，仔细止血，在棘突两侧沿椎板剥离椎旁肌至两侧横突，使用自动拉钩暴露术野，暴露 T_{11}/T_{12} 小关节和两侧横突，分别取两侧椎弓根入点行椎弓根钻孔，探测证实孔壁四周为骨性，在 T_{11} 及 T_{12} 双侧共拧入 4 枚椎弓根螺钉，术中 C 臂透视下见螺钉长度和位置良好。用棘突咬骨钳切除 T_{11} 及 T_{12} 部分棘突，用磨钻磨除部分椎板骨质，确定减压边界，后采用超声骨刀切除 T_{11} 及 T_{12} 部分椎板，予以椎管扩大成形。术中 B 超探查脊髓可见脊髓膨胀良好（图 13-4），椎管已彻底减压，故脊髓腹侧不需进一步处理。放置连接棒及螺帽并适度加压，术中神经监测无异常。使用无菌生理盐水反复冲洗伤口后于胸椎后外侧进行植骨，放置引流管 1 根，逐层缝合伤口，用无菌敷料覆盖，术毕。

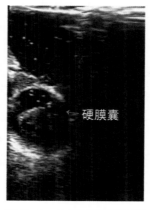

图 13-4　术中硬膜超声表现

[随访]

（1）术后胸椎X线片及CT：内固定位置良好，减压范围充分（图13-5）。

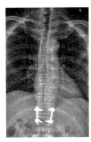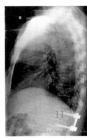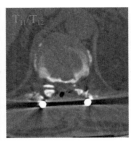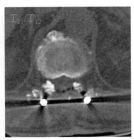

图13-5　术后胸椎X线片及CT

（2）术后3个月胸椎CT及X线片：内固定位置良好，无松动（图13-6）。

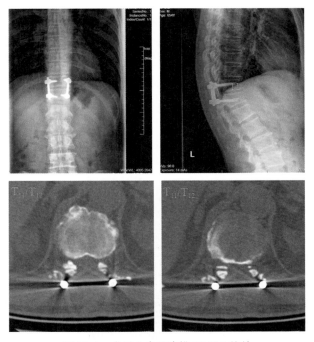

图13-6　术后3个月胸椎CT及X线片

（3）患者右下肢无力症状明显缓解，ODI：20%。

病例分析

　　胸椎间盘突出症患者相对较少见，占所有椎间盘突出症的0.15%～0.8%，椎间盘突出可见于胸椎的任一个节段，其中下胸段多见，这与下胸段活动范围大、应力集中、椎间盘易受损有关。胸椎间盘突出合并黄韧带肥厚患者的年龄分布未见明显差异，中老年患者由于胸椎椎体及椎间盘退行性变，椎间盘常出现钙化合并骨赘形成，成为硬性椎间盘；年轻人椎间盘突出以外伤性常见，软性椎间盘为主。黄韧带骨化（ossification of ligamentum flavum，OLF）在我国和日本有较高的发病率。黄韧带骨化导致椎管狭窄使椎管横断面积减小，从而产生脊髓压迫综合征，其直接发病机制是致压物造成脊髓的血供循环、感觉和运动传导障碍。黄韧带骨化伴发脊髓病是由于黄韧带骨化的缓慢发展随之出现的类似胸椎管内肿瘤压迫脊髓的症状，多数患者因此丧失工作和生活能力。胸椎黄韧带骨化临床症状较复杂，又常伴其他脊椎病变。所以，易与颈椎病、下腰痛及其他脊髓病混淆，诊断时或有遗漏；对于不明原因、逐渐加重的下肢较广泛的麻木、下肢无力等症状的中老年黄种人，应想到此病的可能。影像学检查对诊断有重要作用，椎管造影可提示病变的范围；CT 扫描可很好地显示黄韧带骨化及钙化椎间盘的密度变化和在椎管内的侵占轮廓；MRI 可提供病变范围及脊髓受压状况，这些对诊断、指导手术及判断预后都是重要的依据。保守治疗（包括支具、药物等）对椎间盘突出合并黄韧带骨化造成的脊髓压迫无效，早期手术治疗是解决脊髓压迫的最佳方法。

笔记

📋 病例点评

　　患者主要症状为右下肢无力，在影像学检查上可以观察到 T_{11}/T_{12} 节段脊髓腹侧及背侧均有压迫，其中背侧压迫来源于该节段的黄韧带骨化，腹侧压迫来源于钙化的椎间盘，为中央型钙化。该患者保守治疗无效，故选择后入路胸椎管减压 + 钉棒系统内固定术。在胸椎手术中，进行中央型钙化椎间盘切除风险较高，对硬膜的过度牵拉有可能造成脊髓损伤。因此在术中进行背侧减压完毕后，使用超声对硬膜囊进行检查，见硬膜囊膨胀良好，腹侧硬膜无明显压迹，椎管减压满意，因此并未进行腹侧的减压，能够有效降低手术风险。患者术后下地活动即感觉右下肢无力感较前明显减轻，预后良好。目前还有一种可选的手术方案是进行经皮脊柱内镜下的胸椎管减压术，可以仅减压患侧的黄韧带骨化，同样可以达到满意的疗效。

参考文献

1. 丁文元，李宝俊，申勇，等. 胸椎间盘突出伴黄韧带肥厚、骨化的手术治疗. 颈腰痛杂志，2006，27（3）：183-186.

2. 杨勇，王建华，霍洪军，等. 多椎板整块切除治疗胸椎管狭窄症. 中华骨科杂志，2007，27（11）：814-819.

3. PALUMBO M A, HILIBRAND A S, HART R A, et al. Surgical treatment of thoracic spinal stenosis. Spine，2001，26（5）：558-566.

014　脊柱内镜治疗高位胸椎管狭窄症

📋 病历摘要

患者，男，65 岁。

[主诉]　双下肢无力，进行性加重 2 年。

[现病史]　患者 2 年前无明显诱因出现双下肢无力，左侧较重，下坡、下楼梯时症状明显，无双下肢麻木、疼痛、踩棉感，未予明确诊治。此后症状逐渐加重，无法快速行走，稍有不慎就会摔倒，严重影响日常生活及锻炼，遂就诊于我院门诊，门诊以"不完全性瘫痪"收入我科。患者自发病以来精神睡眠可，饮食正常，二便急，体重较前无明显变化。

[查体]　患者步入病房，跛行步态，脊柱未见明显畸形，胸椎棘突间隙无明显压痛，椎旁无明显压痛，脊柱纵向叩击痛（−）。腰椎后伸活动受限。双下肢直腿抬高试验（−），双侧股神经牵拉试验（−）。双侧足背动脉搏动可。双下肢肌张力升高，双侧髂腰肌肌力 4 级，余双下肢肌力无明显异常。双侧膝腱反射亢进，双侧跟腱反射亢进。双侧 Hoffmann 征（−），双侧踝阵挛（＋），双侧 Babinski 征（＋）。

[辅助检查]

（1）术前胸椎正侧位 X 线片见图 14-1。

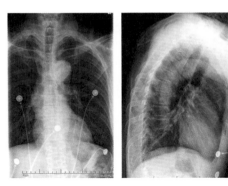

图 14-1　术前胸椎正侧位 X 线片

（2）术前胸椎 CT 及 MRI：T_3/T_4 节段椎管狭窄（图 14-2）。

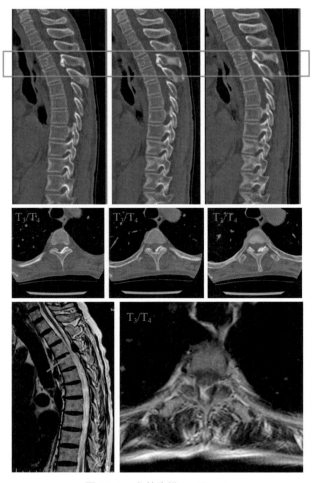

图 14-2　术前胸椎 CT 及 MRI

［诊断］ 胸椎管狭窄症（T_3/T_4）；不完全性瘫痪。

［治疗经过］

患者入院后完善术前检查，无手术禁忌证，在静脉麻醉下行 T_3/T_4 脊柱内镜下胸椎管单侧入路双侧减压术。

麻醉满意后，患者取俯卧位，常规进行术区消毒铺巾，C臂透视下定位 T_3/T_4 左侧椎板间隙并在体表标记。C臂透视下应用一次性穿刺针逐层穿刺，穿刺针直达 T_3/T_4 间隙黄韧带背侧，沿穿刺针取 1 cm 切口，顺次插入扩张套筒建立通道，建立通道后将工作套筒置入椎管内，直达背侧椎板间隙，置入 JOIMAX 镜，用双极球形射频刀头止血并清理术野，确定椎板间窗骨性边界，使用一次性刨削刀头进行扩大；并用一次性刨削刀头磨除部分骨化黄韧带，逐渐进入椎管，在套筒保护下应用一次性刨削刀头去除增生骨质。充分减压术侧椎管后调整内镜角度，进行对侧椎管潜行减压，同理充分处理骨化、肥厚黄韧带及增生骨质。术毕探查可见脊髓减压良好，无活动性出血。拔除工作套筒后缝合伤口。使用无菌敷料覆盖。术中麻醉满意，手术顺利。

术后患者下肢无力症状明显缓解，症状好转后出院。

［随访］ 术后6个月随访，双下肢无力症状明显减轻（图14-3）。

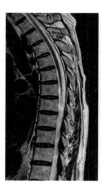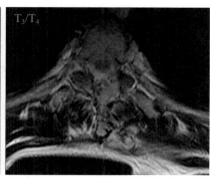

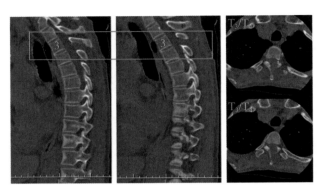

图 14-3　术后 6 个月随访

病例分析

胸椎管狭窄在临床中并不少见，造成其狭窄的主要因素有黄韧带肥厚、黄韧带骨化、关节突肥大、椎板增厚、椎间盘突出、后纵韧带骨化等，其中黄韧带和关节突椎板的病变最为常见。其临床表现和查体主要为脊髓受压的症状，如双下肢麻木无力、行走困难，躯干有束带感，大小便功能障碍，双下肢肌张力升高、腱反射亢进、病理征阳性等。男性发病率高于女性，多在中年以后发病。X 线检查是必须的，可排除脊柱肿瘤和骨性病变。CT 平扫可显示增生肥大的关节突、增厚的椎板和黄韧带骨化对椎管狭窄的累及，在无 MRI 检查之前，常规做脊髓造影，以观察脊髓受压节段，可呈串珠状或完全梗阻；而有 MRI 检查后，则可更全面地显示脊髓受压和脊髓本身信号改变情况，也可显示肥大的关节突和增厚的黄韧带压迫硬脊膜和脊髓的情况、椎间盘突出对脊髓压迫的情况，据此可做出减压的选择，是仅后方减压，还是同时行前方椎间盘突出减压。

胸椎的解剖学特征明显，和脊髓的缓冲空间非常小，导致手术难度大、风险高、并发症多。椎板切除减压术是治疗该病的传统术式，术中牵拉病变的脊髓极易造成脊髓损伤且术后出现并发症的风险较大。近年来全可视化内镜技术发展日趋成熟，是治疗胸椎管狭窄症的一个良好选择。

病例点评

该患者症状典型，具有双下肢无力、下肢肌张力升高等典型胸髓受压表现，同时影像学检查定位于 T_3/T_4 节段，其他节段无明显受压，故考虑 T_3/T_4 为主要责任节段。患者保守治疗无效，症状进行性加重，无明显手术禁忌。我们团队选择了全可视化脊柱内镜下单侧入路双侧椎管减压术，术后复查 CT 及 MRI 可见责任节段减压彻底，术后 1 天患者下地活动即感双下肢无力症状较前缓解，术后3 天出院。全可视化内镜技术相较于传统的椎板减压术，具有创伤小、术后可早期下地活动、平均住院时间短等优点，且镜下工具如磨钻、环锯、超声骨刀等能够减少对脊髓的袭扰，对椎管进行完全的减压，减少了手术并发症的发生。当然，这一手术对于术者镜下结构的辨识和手术技巧要求较高，建议在能熟练地完成腰椎单侧入路双侧减压手术后再尝试胸椎管狭窄的内镜手术治疗。

参考文献

1. 胥少汀. 胸椎管狭窄症的诊断与治疗. 中华骨科杂志，2002，22（12）：760-762.

2. 闫志刚，施建锋，刘壮，等. 全可视内镜下单侧入路双侧减压术治疗胸椎管狭窄症疗效观察. 中国临床医生杂志，2020，48（9）：3.

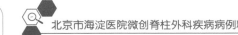

015 胸椎后路骨折复位内固定植骨融合术治疗强直性脊柱炎伴 Andersson 损伤

病历摘要

患者，男，42 岁。

[主诉] 间断腰痛 4 年，加重 3 个月。

[现病史] 间断腰痛 4 年，呈持续性酸胀不适，否认向双下肢放射，咳嗽震动时无明显疼痛加重，患者自行应用局部理疗、卧床休息等治疗，可进行日常活动。3 个月前自觉腰部疼痛加重，无双下肢麻木、放射痛等，活动后加重，口服药物治疗效果欠佳，遂就诊于我院。门诊以"胸椎骨折"收入我科。

[既往史] 强直性脊柱炎病史 8 年，规律口服药物。

[查体] 平车入室，脊柱胸段明显后凸畸形。T_{11}/T_{12} 棘间压痛、叩击痛（＋），脊柱整体活动受限，双下肢感觉、运动未见明显异常。双下肢肌张力正常，双侧膝腱、跟腱反射未引出，双侧 Babinski 征（－）。VAS 评分：腰痛 6 分，ODI：66%。

[辅助检查]

（1）HLA-B27（＋），CRP：29 mg/L。

（2）术前脊柱 X 线片：T_{11}/T_{12} 椎体骨折，伴竹节样改变，胸背部后凸畸形（图 15-1）。

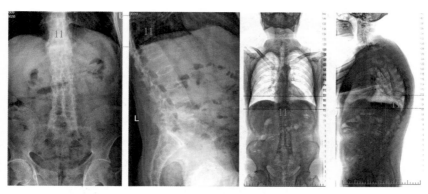

图 15-1　术前脊柱 X 线片

（3）术前胸椎 CT：Andersson 损伤（图 15-2）。

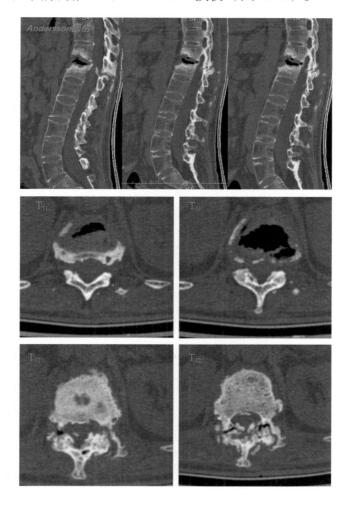

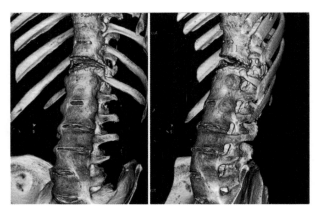

图 15-2　术前胸椎 CT

[诊断]　胸椎骨折（T_{11}、T_{12}）；强直性脊柱炎伴 Andersson 损伤。

[治疗经过]

患者入院后完善术前检查，无手术禁忌证，于全身麻醉下行 T_8-L_3 椎弓根钉棒内固定术＋T_{11}/T_{12} 间隙植骨融合。

麻醉成功后，患者取俯卧位，标记切口长度后常规进行术区消毒铺巾，以 T_{12} 椎体为中心取背部后正中切口长约 20 cm，切开皮肤、皮下组织，仔细止血，在棘突两侧沿椎板剥离椎旁肌至两侧横突，使用自动拉钩暴露术野，暴露 T_8 至 L_3 两侧小关节和横突，对 T_8、T_9、T_{10}、T_{11} 及 L_1、L_2、L_3 两侧椎弓根入点行椎弓根钻孔，探测证实孔壁四周为骨性，置入定位针摄片见位置良好，在双侧共拧入 14 枚椎弓根螺钉。术中 C 臂透视下见螺钉长度和位置良好。右侧用连接固定杆临时固定，于左侧去除部分 T_{11} 下关节突及 T_{12} 上关节突后暴露椎间孔，经椎间孔进入椎间隙，探查见间隙内退变髓核及碎裂终板，去除全部髓核及破裂终板，处理两侧硬化骨后，取自体减压骨及人工骨混合后植入椎间隙并压实。左侧上连接杆后锁紧螺帽，C 臂透视下见椎间隙内植骨确实。使用无菌生理盐水冲洗伤口，放置引流管 2 根，逐层缝合伤口，用无菌敷料包扎，术毕。

[随访]

（1）术后脊柱 X 线片及 CT：内固定位置良好，同种异体骨粒植骨充分（图 15-3）。VAS 评分：腰痛 2 分。

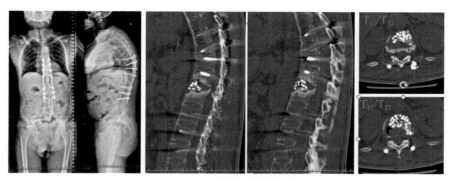

图 15-3 术后脊柱 X 线片及 CT

（2）术后 3 个月脊柱 X 线片及 CT：内固定位置良好，骨粒部分融合（图 15-4）。VAS 评分：腰痛 2 分，ODI：28%。

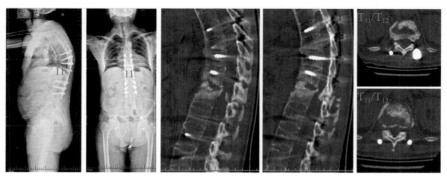

图 15-4 术后 3 个月脊柱 X 线片及 CT

（3）术后 1 年脊柱 X 线片及 CT：内固定位置良好，骨粒已完全融合（图 15-5）。VAS 评分：腰痛 1 分，ODI：25%。

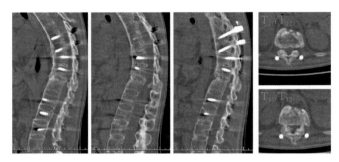

图 15-5 术后 1 年脊柱 X 线片及 CT

病例分析

　　Andersson 损伤是发生于强直性脊柱炎后凸畸形患者中椎体或椎间盘的破坏性病变，通常由轻微外伤引起，于 1937 年首次被提出。病因主要包括感染、炎症、创伤和机械应力等。根据病因不同将其分为局限性损伤和广泛性损伤。临床上被广泛接受的有两类学说：炎症学说和创伤学说。炎症学说认为在疾病发展过程中，炎症和脊柱的融合在椎体或椎间盘的区域分布是不均匀的，局部区域的炎症加重和脊柱融合速度减慢导致局部应力加重，从而出现 Andersson 损伤。创伤学说则认为，外伤是造成 Andersson 损伤的主要原因，外伤导致微小骨折，骨折部位的持续活动阻碍了骨折的愈合。鉴于胸腰段和腰段是脊柱应力集中部位，因此，Andersson 损伤常见于这些部位。其作为应力骨折的 X 线表现为椎间盘—椎体的破坏性病损、相邻椎体终板面软骨下骨质破坏、周围伴骨质钙化及椎间盘间隙不规则增宽。Andersson 损伤的保守治疗主要包括支具、休息和理疗等。对于保守治疗无效的患者，手术治疗是必不可少的。手术适应证主要包括逐渐出现后凸畸形、

笔记

矢状面失平衡、顽固性疼痛和神经功能损伤等。手术治疗的目的是椎管减压，恢复脊柱的稳定性和促进损伤融合。

病例点评

该患者为典型的强直性脊柱炎合并 Andersson 损伤，无明显的外伤史，腰部疼痛逐渐加重，逐渐影响日常生活。影像学上可观察到强直性脊柱炎的典型表现，脊柱呈竹节样改变，部分关节突关节、椎间盘已出现骨性融合同时合并胸椎后凸畸形，T_{11}、T_{12} 椎体可见骨折征象。患者此次就诊的目的主要为解决腰背部疼痛，因无神经损伤的表现，后凸畸形并不影响患者日常生活，并不需要矫正后凸畸形。因此在手术方案的选择上仅治疗骨折达到骨性愈合，并不追求截骨以达到矫形的目的。T_{11}、T_{12} 节段植入混合的自体骨和异体骨后进行原位固定，术后 3 个月即看到骨性融合征象，术后 1 年随访可以看到骨折节段完全融合，并且后凸畸形并没有再次加重，患者预后良好。

参考文献

1. 梁彦，赵永飞，朱震奇，等. 脊柱后路截骨治疗强直性脊柱炎后凸畸形合并 Andersson 损伤. 中国脊柱脊髓杂志，2017，27（11）：967-971.

2. DAVE B R, RAM H, KRISHNAN A. Andersson lesion：are we misdiagnosing it? a retrospective study of clinico-radiological features and outcome of short segment fixation. Eur Spine J，2011，20（9）：1503-1509.

3. WU M, YAN F, PING A, et al. Effects of Andersson lesion treatment in ankylosing spondylitis：a medical record review study focused on medium-to long-term outcomes. Int J Rheum Dis，2020，23（6）：753-762.

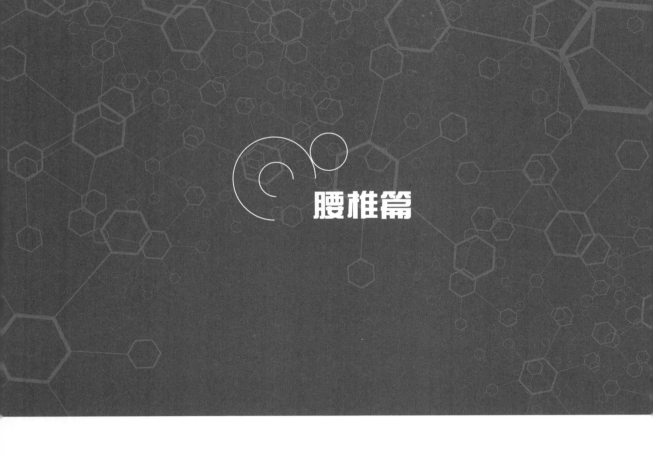

腰椎篇

016 经椎间孔入路腰椎内镜治疗单侧腰椎管狭窄症

病历摘要

患者，女，76岁。

[主诉] 间断腰痛2年，加重伴右下肢间歇性跛行3个月。

[现病史] 患者2年前出现腰部疼痛，劳累后加重，否认双下肢疼痛、麻木、无力等不适，否认行走困难，患者未行正规诊治，休息约1小时后症状缓解。3个月前出现右下肢麻木，伴间歇性跛行，行走约50米后出现右小腿部酸沉不适，行走困难，蹲坐休

息后有所缓解，保守治疗效果不佳。

［查体］ 步入病房，脊柱未见明显畸形，腰部后伸、侧屈、旋转活动轻度受限，四肢肌肉无明显肥大或萎缩。L_4/L_5 椎旁压痛（＋），叩击痛（－）。右小腿外侧、足背及第一、二足趾间区皮肤感觉减退，右侧踇背伸肌肌力 4 级，其余双下肢肌力、肌张力无明显异常。双侧膝腱反射、跟腱反射正常引出，双侧 Babinski 征（－），双侧直腿抬高试验（－），加强试验（－），双侧股神经牵拉试验（－），双侧下肢末梢血运良好。VAS 评分：腰痛 2 分。ODI：40%。

［辅助检查］

（1）术前腰椎正侧过伸过屈位 X 线片：腰椎退行性改变，无明显不稳（图 16-1）。

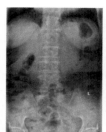
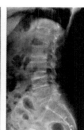
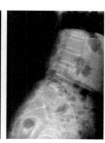
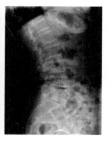

图 16-1 术前腰椎正侧过伸过屈位 X 线片

（2）术前腰椎 CT：L_4/L_5 水平黄韧带肥厚且椎管狭窄（图 16-2）。

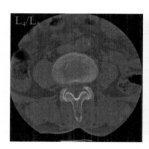
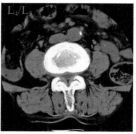

图 16-2 术前腰椎 CT

（3）术前腰椎 MRI：L_4/L_5 水平椎管明显狭窄（图 16-3）。

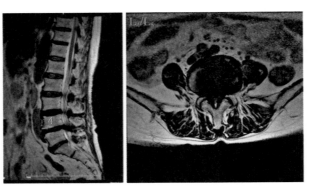

图 16-3　术前腰椎 MRI

［诊断］　腰椎管狭窄症（L_4/L_5，右）；不完全性瘫痪。

［治疗经过］

患者入院后完善术前检查，无手术禁忌证，于局部麻醉＋强化下行"L_4/L_5 经皮穿刺内镜下椎管减压术"。

麻醉成功后患者取俯卧位，常规进行术区消毒铺巾，C 臂透视下定位 L_4/L_5 节段。棘突旁开 12 cm 行 1% 利多卡因局部麻醉，C 臂透视下用穿刺针穿刺直达 L_5 上关节突尖部，成功后取 7 mm 切口，顺次插入一次性扩张套筒建立通道，并用逐级环锯进行关节突成形，后将工作套筒及内镜置入椎管内，探查见局部黄韧带增生肥厚，椎管狭窄，神经根受压，切除增生黄韧带至中线水平，同时用射频刀头止血及对周围纤维环进行处理，松解粘连神经。镜下见减压充分，硬膜囊复张良好。拔除工作套筒后缝合伤口，使用无菌敷料包扎。手术顺利，术毕患者自诉右下肢麻木较术前明显减轻（图 16-4、图 16-5）。

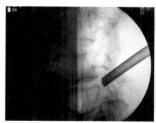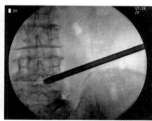

图 16-4 术中工作管道透视

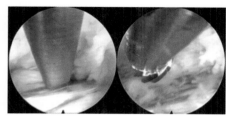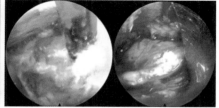

图 16-5 术中内镜下图像清除半侧椎管黄韧带

［随访］ 术后腰椎 MRI：患侧椎管减压充分（图 16-6）。
患者症状缓解，VAS 评分：腰痛 1 分。

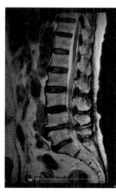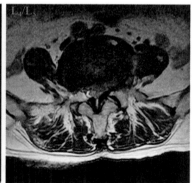

图 16-6 术后腰椎 MRI

📋 病例分析

腰椎管狭窄症是导致老年患者疼痛及活动受限的常见疾病之
一，可由椎间盘突出、小关节增生、黄韧带增厚等各种原因引起

笔记

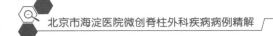

椎管前后径缩小、椎管容积改变，进而导致硬膜囊及神经根受压，引起腰腿部疼痛和间歇性跛行等临床症状，严重时可导致肌肉萎缩及下肢无力，严重影响患者生活质量。与传统开放腰椎管减压手术相比，TESSYS 技术可明显缩短住院时间，减少术后卧床相关并发症，且该手术在局部麻醉下进行，尤其可以降低老年患者手术相关并发症的发生率。有研究者先后对腰椎管狭窄症患者接受经皮椎间孔入路脊柱内镜下减压治疗的疗效进行分析，一致认为该技术是治疗老年腰椎管狭窄症安全、有效、微创的手术方法，通过改良 MacNab 标准评估临床疗效优良率为 86.1% ~ 90.6%。TESSYS 技术可以对腰椎侧隐窝、神经根腹侧、外侧及背侧进行充分减压，适用于以单侧症状为主的腰椎管狭窄症患者。采用单节段经皮椎间孔入路脊柱内镜下单侧减压术时，镜下需注意全程显露椎管内的走行根且全程减压，入路侧远端应探查至下位椎体椎弓根上切迹，以保证神经根远端得到充分减压，如患者小关节增生较重，可考虑内镜下行椎间孔二次成形术，运用镜下环锯、磨钻等均可。该患者临床诊断及责任节段明确，且为单侧症状，行单侧经椎间孔入路腰椎内镜椎管减压术是合理的治疗选择。

病例点评

本例患者的影像学检查可以看出患者 L_4/L_5 椎管狭窄，责任节段明确，无腰椎失稳，保守治疗无效，具有手术指征。因此，神经充分减压是首要目的，具体手术选择及减压方式是需要思考的地方。此病例选择后外侧入路腰椎内镜下椎管减压术有以下优点：

①创伤小、恢复快，避免全椎管减压造成多余的腰椎正常结构损失；②该患者腰椎 MRI 提示中央椎管及侧椎管狭窄，但是考虑到患者仅有单下肢症状，经椎间孔入路可以做到精确、充分减压，L_4/L_5 节段的患侧椎管背侧、腹侧及椎间盘近端和侧隐窝处均可充分减压；③避免无症状侧椎管内的操作，减少椎管内粘连可能；④患者年龄较大，局部麻醉手术可避免全身麻醉相关并发症。术后腰椎 MRI 可明显看到患侧椎管空间明显扩大，神经得到充分减压，硬膜囊明显膨隆，患者术后疼痛和功能得到明显改善。需要注意的是，手术工作套管的置管位置十分重要，更偏背侧的置管位置可更方便进行充分的关节突成形，进而使减压工作能够更顺畅进行，但需要注意减压的同时应避免过多切除关节突关节引起医源性失稳。整体来看，经椎间孔入路腰椎内镜下椎管减压术对于单侧症状的腰椎管狭窄症患者是一个合理而有效的治疗选择。

参考文献

1. XIE P，FENG F，CHEN Z，et al. Percutaneous transforaminal full endoscopic decompression for the treatment of lumbar spinal stenosis. BMC Musculoskelet Disord，2020，21（1）：546.

2. 李振宙，侯树勋，商卫林，等. 经皮内镜下经椎间孔入路腰椎侧隐窝减压术：技术要点及 2 年随访结果. 中国骨与关节杂志，2016，5（5）：333-338.

3. 蒋毅，吴磊，左如俊，等. 经皮椎间孔及椎板间联合入路内窥镜下行腰椎管狭窄减压术的初步报告. 中国脊柱脊髓杂志，2016，26（5）：428-433.

4. 程才，辛大森，王路，等. 椎间孔镜 TESSYS 技术治疗单责任节段腰椎管狭窄症的近期结果. 中国微创外科杂志，2018，18（10）：920-923.

5. 李广松，乔荣慧，刘伟，等. 经椎间孔脊柱内窥镜技术治疗腰椎间盘突出症合并神经根管狭窄. 中国微创外科杂志，2015（6）：522-526.

017　腰椎皮质骨轨迹螺钉固定椎间植骨融合术治疗腰椎管狭窄症

病历摘要

患者，男，78岁。

[主诉]　间断腰痛10年，右下肢麻木及右足下垂6个月。

[现病史]　患者10年前无明显诱因出现腰部疼痛，无双下肢放射痛及麻木，休息后症状可缓解。10年来上述症状间断发作，未予特殊治疗。近6个月来出现右侧小腿和足背麻木及右足下垂症状，保守治疗效果欠佳，二便正常。

[查体]　步入病房，跛行步态，腰椎可见侧弯畸形，腰部侧屈及旋转活动受限，四肢肌肉无明显肥大或萎缩，L_4/L_5 棘突间压痛，右侧小腿外侧、外踝、足背、蹬趾背侧感觉减退，右侧胫前肌、蹬背伸肌、腓骨长短肌肌力3级，肌张力无明显异常。右侧膝腱反射及跟腱反射（−）。双侧 Babinski 征（−）。双侧直腿抬高试验（−），加强试验（−），双侧股神经牵拉试验（−）。双下肢末梢血运良好。VAS 评分：腰痛3分。ODI：55.6%。

[辅助检查]

（1）术前腰椎正侧过伸过屈位X线片：腰椎退行性侧弯，多节段骨质增生（图17-1）。

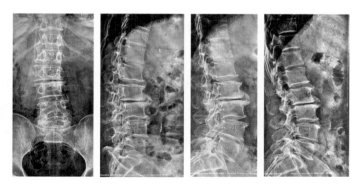

图 17-1　术前腰椎正侧过伸过屈位 X 线片

（2）术前腰椎 CT：L_4/L_5 节段椎间盘突出伴钙化，相应水平椎管狭窄（图 17-2）。

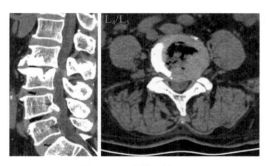

图 17-2　术前腰椎 CT

（3）术前腰椎 MRI：L_4/L_5 椎间盘突出，椎管狭窄（图 17-3）。

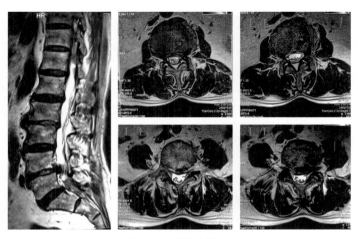

图 17-3　术前腰椎 MRI

［诊断］ 腰椎管狭窄症（L_4/L_5，右）；不完全性瘫痪；退变性腰椎侧凸。

［治疗经过］ 入院后完善相关检查，明确诊断，无手术禁忌，全身麻醉下行腰椎后路减压、皮质骨轨迹螺钉内固定植骨融合术。患者取俯卧位，透视定位 L_4/L_5 间隙并标记，常规进行术区消毒铺巾，以标记点为中心在腰背部取后正中切口长 6 cm，切开皮肤、皮下组织，仔细止血，在棘突两侧沿椎板剥离椎旁肌至关节突关节，使用自动拉钩暴露术野，显露 L_4 及 L_5 椎弓根峡部内侧皮质骨并用骨动力磨钻进行开孔，硬质探针尾倾 25°、外倾 10° 沿椎弓根内下向外上扩孔并探及皮质，探测证实孔壁四周为骨性，置入定位针摄片见位置良好，使用骨蜡封堵，用棘突咬骨钳切除 L_4 及 L_5 一部分棘突，用骨刀及椎板咬骨钳切除 L_4 及 L_5 上段椎板，见椎管狭窄明显，切除黄韧带，适度牵拉神经根及硬膜后切除 L_4/L_5 椎间盘，摘除退变髓核后刮除终板软骨，试模调试后冲洗椎间隙，使用 11 号椎间融合器在椎间隙内将自体骨植入。在 L_4 及 L_5 双侧共拧入 4 枚直径 5.0 mm、长 30 mm 的皮质骨轨迹螺钉，将预弯的连杆预置并预置螺帽，双侧加压拧紧螺帽固定，C 臂透视下见内固定位置良好。手术过程顺利，术后患者症状缓解。

［随访］

（1）术后 1 周腰椎正侧位 X 线片：内固定位置良好（图 17-4）。

（2）术后 3 个月腰椎正侧过伸过屈位 X 线片：内固定位置良好，腰椎稳定性良好（图 17-5）。

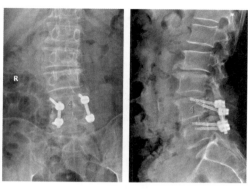

图 17-4　术后 1 周腰椎正侧位 X 线片

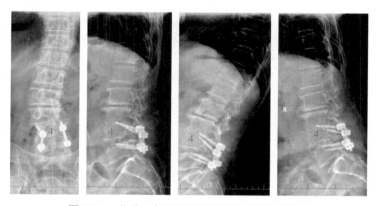

图 17-5　术后 3 个月腰椎正侧过伸过屈位 X 线片

（3）术后 6 个月腰椎正侧过伸过屈位 X 线片：内固定位置良好，稳定性良好（图 17-6）。

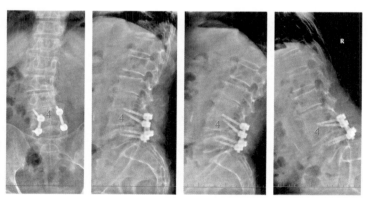

图 17-6　术后 6 个月腰椎正侧过伸过屈位 X 线片

（4）术后 1 年腰椎正侧过伸过屈位 X 线片：内固定位置良好，稳定性良好（图 17-7）。

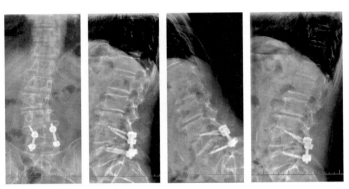

图 17-7　术后 1 年腰椎正侧过伸过屈位 X 线片

（5）术后 1 年 VAS 评分：腰痛 1 分。ODI：11.1%。

病例分析

腰椎退行性疾病好发于中老年人，腰椎后路椎体间内固定融合术为有效的治疗手段，可明显改善患者症状和预后。其中内固定形式繁多，包括棘突间内固定、小关节螺钉内固定、钢丝螺钉内固定及技术较为完善的椎弓根螺钉技术（pedicle screw，PS）。2009 年 Santoni 等首次将皮质骨轨迹螺钉（cortical bone trajectory screw，CBT）技术描述为经后路腰椎融合术传统 PS 的一种替代方法，其在临床上得到广泛应用并取得了良好疗效。CBT 具有如下优势：① CBT 螺钉进针点相较于同节段的 PS 靠内，减少了腰椎小关节及棘突周围的软组织剥离过程，达到微创置钉的目的且出血量减少；② CBT 技术选用的螺钉较 PS 直径更小、长度更短，减少了螺钉切出骨质的风险；③ CBT 技术的钉道和皮质骨接触界面更大，钉—骨把持力增强，适用于骨质疏松患者，生物力学优势显著。对于严重骨质疏松的患者，松质骨的骨密度下降而对皮质骨影响较小。CBT 螺钉适用于骨质疏松患者，是因为皮质骨轨迹螺钉走行轨道经过三层皮质骨结构，其中包括椎弓根内壁、椎弓根外壁及椎体外上壁。在一项体内研究中，比较了与螺钉稳定性相关的螺钉植入扭矩，发现 CBT 比传统螺钉高 1.7 倍。本例患者腰椎管狭窄责任节段为 L_4/L_5，虽有退变性腰椎侧弯，但患者主要为双下肢症状且椎管狭窄局限于 L_4/L_5 节段，另外其他节段骨赘增生形成骨桥，基本稳定。综合患者骨质疏松的病情，在减少创伤的原则下减少因骨质疏松造成的内固定松动可能，故行单节段皮质骨轨迹螺钉内固定植骨融合术即可。

病例点评

Mizuno 等 2014 年第一次提出了应用皮质骨轨迹螺钉的腰椎后路中线融合技术的概念，即 MIDLF 技术，它是一种小切口的，综合的，应用 CBT 技术的，沿关节突方向的，避开肌肉与神经血管的，可在同一区域内置钉、减压、融合的微创技术。具体操作可概括为 3 个方面：①后中线入路融合；②显微椎板切除；③ CBT 螺钉内固定。后中线入路融合是相对于传统的后路腰椎体间融合术、经椎间孔腰椎椎体间融合术、外侧椎体间融合术、经斜方入路腰椎椎体间融合术、前路腰椎椎体间融合术及极外侧椎体间融合术等腰椎融合手术而言的一种新型手术融合方式，MIDLF 仅需切除上位 CBT 螺钉钉道下 3 mm 和下位 CBT 螺钉钉道上 3 mm 之间的椎板就可进行充分减压，因而更加微创；CBT 螺钉的轨迹和传统 PS 相比，CBT 螺钉的进针点位置偏内、偏下，其钉道轨迹是从下向上，从内向外，通过皮质骨实现固定，抗拔出能力更强。因此，MIDLF 是有别于以往任何一种腰椎手术的新型手术方式，是一个崭新的概念。本例腰椎管狭窄患者合并退变性腰椎侧凸，诊断明确，腰椎融合术是金标准手术，在本病例中不难判断责任节段为 L_4/L_5，但患者高龄且合并退变性脊柱侧凸，融合节段是需要进一步考虑的问题，若行长节段固定可较好地矫正腰椎序列，但手术创伤较大，会广泛破坏腰背肌，不利于患者术后恢复，甚至短时间内出现交界性后凸现象。细致观察本例患者责任节段以上可见明显的骨赘间形成骨桥，已趋于稳定，且高龄患者骨质疏松、日常活动量也较小，基于这些考虑，短节段皮质骨轨迹螺钉腰椎后路中线融合技术是一个合理的治疗选择。

参考文献

1. 高海，李惠民，陈银河，等. 皮质骨螺钉固定与椎弓根螺钉固定在腰椎后路融合术中应用效果比较的 Meta 分析. 中国脊柱脊髓杂志，2017（27）：977-984.

2. 王洋，席焱海，吴学铭，等. 应用皮质骨轨迹螺钉内固定治疗骨质疏松腰椎退变性疾病的临床疗效. 中国矫形外科杂志，2016，24（21）：1938-1942.

3. 马绪彪. 皮质骨通道螺钉在腰椎疾病中应用的研究进展. 中国微创外科杂志，2019，19（8）：735-739.

4. SAMAL F, STERBA A, HANINEC P, et al. Long-term outcome after midline lumbar fusion for the treatment of lumbar spine instability due to degenerative disease. World Neurosurg，2021，154：e641-e648.

5. HOFFMAN H, VERHAVE B, JALAL M S, et al. Comparison of cortical bone trajectory screw placement using the midline lumbar fusion technique to traditional pedicle screws：a case-control study. Int J Spine Surg，2019，13（1）：33-38.

笔记

018 腰椎内镜下椎间融合术治疗 腰椎管狭窄症

病历摘要

患者，女，59岁。

[主诉] 右下肢疼痛、无力感5年余。

[现病史] 患者5年余前无明显诱因出现右下肢疼痛、无力感，疼痛位于膝盖、小腿前内侧，否认双下肢麻木等不适，行走时自觉右侧膝盖屈伸无力，间歇性跛行约400米，曾行针灸、卧床休息、口服止痛药物等保守治疗，症状逐渐加重，遂来我院门诊就诊。睡眠、饮食及二便正常。

[查体] 跛行步态，腰部屈伸活动受限，Kemp征（＋），双侧下肢皮肤感觉对称正常，鞍区感觉正常。双下肢肌力5级，双侧足背动脉搏动良好，直腿抬高试验（－），生理反射存在。病理反射未引出。VAS评分：下肢痛5分。ODI：54.1%。

[辅助检查]

（1）术前腰椎正侧位、过屈过伸位X线片：腰椎退行性改变，腰椎生理曲度存在，无明显节段性不稳定（图18-1、图18-2）。

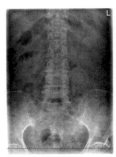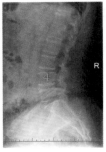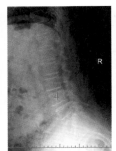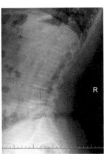

图 18-1　术前腰椎正侧位 X 线片　　　　图 18-2　术前腰椎过屈过伸位 X 线片

（2）术前腰椎 CT：L_4/L_5 椎管狭窄（图 18-3）。

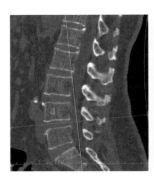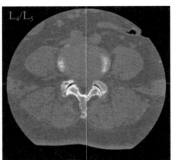

图 18-3　术前腰椎 CT

（3）术前腰椎 MRI：L_4/L_5 椎管狭窄，双侧侧隐窝狭窄（图 18-4）。

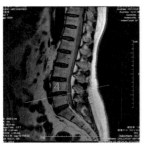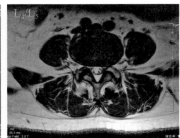

图 18-4　术前腰椎 MRI

（4）椎间盘造影＋选择性神经根封闭术中 C 臂透视：L_4/L_5 为责任节段（图 18-5）。

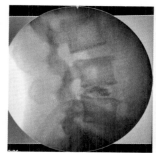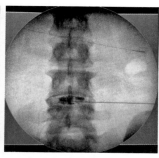

图 18-5 椎间盘造影 + 选择性神经根封闭术中 C 臂透视

[诊断] 腰椎管狭窄症（L_4/L_5，右）。

[治疗经过] 患者入院后完善术前检查，无手术禁忌证，于全身麻醉下行后入路经皮脊柱内镜辅助下腰椎管减压、椎间植骨、融合器植入、经皮椎弓根钉内固定术，术中 C 臂透视下定位 L_4/L_5 间隙、双侧椎弓根并标记。在 L_4/L_5 右侧关节突关节背侧皮肤处做约 1 cm 皮肤切口，切开筋膜，顺次插入一次性扩张套筒建立通道，置入内镜，显露 L_4/L_5 关节突关节，用环锯切除部分 L_4 下关节突及 L_5 上关节突，使用骨动力系统及磨钻打磨小关节增生内壁，并逐渐伸入工作套筒，见黄韧带增生肥厚，神经根与周围组织粘连，伴水肿充血。切除增生黄韧带并逐步分离粘连部分，行侧隐窝潜行减压，见神经根松解，侧隐窝扩大成形，更换 14 mm 套筒，内镜下见神经根及硬脊膜被套筒牵开保护后，切开纤维环，将工作套筒深入椎间隙内，确认视野内无神经根及硬膜后，应用镜下铰刀、刮匙及终板刮刀处理椎间隙并刮除终板软骨（图 18-6）。显露出骨性终板，试模调试后在椎间隙内将混合自体骨及人工骨植入，PEEK 融合器经套筒植入（图 18-7），透视位置佳，再次内镜下探查见融合器位置良好，椎管充分减压，神经根完全松解

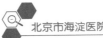
（图 18-8）。C 臂透视下定位 L_4/L_5 两侧椎弓根并经皮置入 4 枚穿刺针，C 臂透视下证实位置良好后沿穿刺针置入导针并拔出穿刺针，沿导针经皮拧入 4 枚椎弓根螺钉（图 18-9），C 臂透视下证实椎弓根螺钉位置良好，经皮于两侧置入连接棒并拧入椎弓根螺钉尾帽，适量椎间加压后校紧钉杆系统。

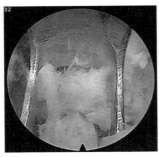
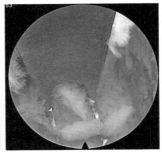

图 18-6　镜下铰刀进行终板处理

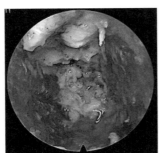
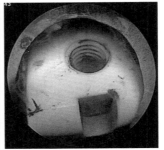

图 18-7　终板准备完成、植骨及 cage 植入

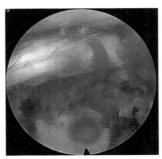
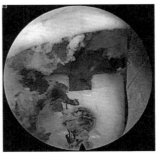

图 18-8　探查行走根及出口根充分减压

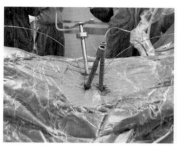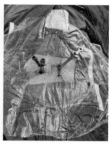

图 18-9　经皮钉导针及皮肤扩张器置入

[随访]

（1）患者术后第 2 天下地锻炼，X 线检查可见内固定位置良好（图 18-10）。术后 VAS 评分：腰痛 1 分，下肢痛 1 分。

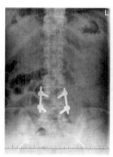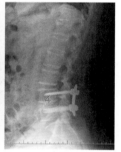

图 18-10　术后复查腰椎正侧位 X 线片

（2）术后 3 个月复查腰椎正侧位 X 线片：内固定位置良好（图 18-11）。VAS 评分：腰痛 1 分，下肢痛 0 分。ODI：15.4%。

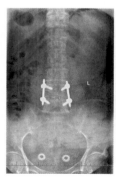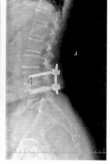

图 18-11　术后 3 个月复查腰椎正侧位 X 线片

（3）术后 6 个月复查腰椎正侧位 X 线片及腰椎 CT：内固定位置良好，可见椎间隙内部分连续性骨小梁通过，椎间融合（图 18-12）。术后 6 个月复查腰椎 CT 矢状位、轴位分别见图 18-13、图 18-14。VAS 评分：腰痛 0 分，下肢痛 0 分。ODI：5%。

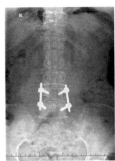 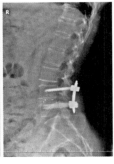 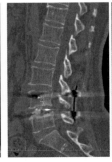 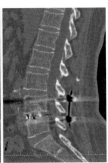

图 18-12　术后 6 个月复查腰椎 X 线片　　　图 18-13　术后 6 个月复查腰椎 CT（矢状位）

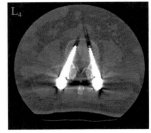 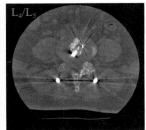 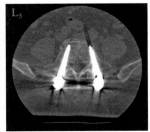

图 18-14　术后 6 个月复查腰椎 CT（轴位）

病例分析

退行性腰椎管狭窄症（degenerative lumbar spinal stenosis, DLSS）是症状性腰腿痛和神经源性跛行的常见原因。尽管传统的开放腰椎管减压内固定融合术已经广泛用于治疗 DLSS 患者，但是手术中对于椎旁肌、棘突和椎板的广泛分离可能会导致出血量增加，术后疼痛和继发于肌肉去神经的腰背肌肉无力，增加术后康复难度和时间。此外，棘上和棘间韧带损伤及广泛的椎板切除可能导致医源性脊柱不稳定，必须使用后路固定来进行稳定。因此，脊柱外科医师们研究应用各种微创技术，以期在达到良好的临床疗效的同时，减少手术创伤，加快术后康复。术前进行腰椎间盘造影＋选择性神经根封闭阻滞有助于进一步明确责任节段并精准选择手术节段，避免不必要的创伤。

经皮脊柱内镜辅助下腰椎管减压、椎间植骨、融合器植入、经皮椎弓根钉内固定术可在内镜辅助下良好、安全地进行，保证完全减压，减少手术创伤，并防止医源性脊柱不稳。内镜下脊柱融合术通常采用侧方入路和后方入路手术，在椎体后缘骨增生、后纵韧带骨化的情况下，侧方入路手术在不破坏小关节稳定性的情况下进行充分减压在技术上存在困难。为了达到足够的侧隐窝减压和椎间孔减压目的，侧入路手术必须完成足够大的椎间孔切除术，延长手术时间，甚至骚扰出口根。该患者腰椎管狭窄主要以侧隐窝狭窄为主，后路手术可在内镜直视引导下进行椎板切除减压，缩小了椎板的切除范围，同时可完成对侧隐窝和椎间孔的充分减压，减少神经损伤。

📋 病例点评

开放腰椎椎体间融合术对于非手术治疗无效的腰椎管狭窄症患者的疗效是肯定的，但它是一种高侵入性的手术。全内镜手术使用刚性杆状内镜，集成了照明、摄像头、冲洗系统和工作通道，对脊柱骨性结构、椎旁肌肉的损伤最小，视野清晰，对神经结构的刺激较小。全内镜腰椎椎间融合术的适应证与开放式腰椎融合术相似。腰椎间盘突出、腰椎管狭窄及腰椎滑脱均被认为是主要指征。与其他入路相比，严重双侧和中央管狭窄的患者能更加受益于这种椎板间入路，它比通过Kambin三角入路更容易进入对侧，获得与MIS-PLIF相同的效果，术后恢复快，组织损伤少，患者早期能恢复正常生活。并且，其出血量更少，住院时间更短，下腰痛改善更早。腰椎管狭窄症的病理因素多，在制订手术计划时必须仔细考虑病理解剖，与传统融合技术相比，全内镜融合技术在脊柱减压和终板准备方面需要更多的时间，因此在全身麻醉和神经监测下的全内镜手术可以在这一耗时的过程中为患者提供更安全、更舒适的术中体验。

参考文献

1. LI Y W，DAI Y，WANG B，et al. Full-endoscopic posterior lumbar interbody fusion via an interlaminar approach versus minimally invasive transforaminal lumbar interbody fusion：a preliminary retrospective study. World Neurosurg，2020，144：e475-e482.

2. MCGRATH L B，WHITE-DZURO G A，HOFSTETTER C P. Comparison of clinical outcomes following minimally invasive or lumbar endoscopic unilateral laminotomy for bilateral decompression. J Neurosurg Spine，2019，30（4）：1-9.

笔记

019 UBE 内镜下腰椎融合术治疗腰椎管狭窄症

病历摘要

患者，女，48 岁。

[主诉] 腰椎术后 8 个月，腰痛半年余，加重伴右下肢放射痛 4 个月。

[现病史] 8 个月前因"腰椎间盘伴神经根病（L_3/L_4）"行脊柱内镜治疗，术后恢复良好出院。半年余前无明显诱因出现腰部疼痛，活动后加重，休息后可减轻，4 个月前拖地后腰部疼痛加重，同时出现右下肢放射痛，疼痛沿臀部、大腿外侧放射至小腿外侧。曾行卧床休息、口服止痛药物等保守治疗 3 个月，症状逐渐加重，遂来我院门诊就诊。睡眠不佳、饮食及二便正常。

[查体] 正常步态，腰部屈伸活动轻度受限，双侧下肢皮肤感觉对称正常，鞍区感觉正常，双下肢肌力 5 级，双侧直腿抬高试验（−），生理反射存在，病理反射未引出。VAS 评分：腰痛 5 分，下肢痛 7 分。ODI：64.3%。

[辅助检查]

（1）术前腰椎正侧位、过屈过伸位 X 线片：腰椎退行性改变，腰椎活动度降低，无明显节段性不稳定（图 19-1、图 19-2）。

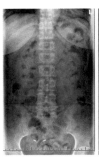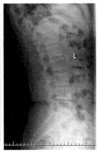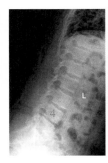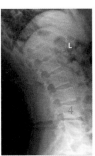

图 19-1　术前腰椎正侧位 X 线片　　　图 19-2　术前腰椎过屈过伸位 X 线片

（2）术前腰椎 CT：腰椎退行性改变、L_4/L_5 椎管狭窄（图 19-3）。

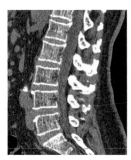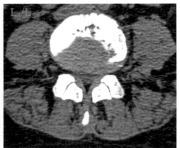

图 19-3　术前腰椎 CT

（3）术前腰椎 MRI：L_4/L_5 椎管狭窄（图 19-4）。

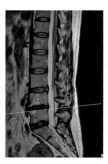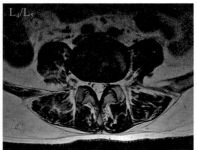

图 19-4　术前腰椎 MRI

（4）椎间盘造影 + 选择性神经根封闭术中 C 臂透视：L_4/L_5 为责任节段（图 19-5）。

笔记

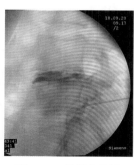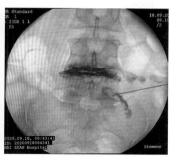

图 19-5　椎间盘造影 + 选择性神经根封闭术中 C 臂透视

[诊断]　腰椎管狭窄症（L_4/L_5，右）；腰椎术后（L_3/L_4，内镜）。

[治疗经过]　患者入院后完善术前检查，无手术禁忌证，于全身麻醉下行单侧双通道下腰椎管减压、椎间植骨、融合器植入、椎弓根钉内固定术，C 臂透视下定位 L_4/L_5 间隙及椎弓根并在体表标记，常规进行术区消毒铺巾。取 L_4 及 L_5 左侧椎弓根外缘连线外 2 cm 做约 4 cm 皮肤纵向切口，切开筋膜，C 臂透视下定位左侧 L_4、L_5 椎弓根，于体表定位外约 1 cm 处刺入定位杆，透视下调至椎弓根 2 点钟或 10 点钟处，C 臂透视下证实位置良好后沿穿刺针置入导针并拔出穿刺针，沿导针经皮拧入 2 枚椎弓根螺钉（图 19-6），C 臂透视下证实椎弓根螺钉位置良好，经皮于两侧置入连接棒并拧入椎弓根螺钉尾帽，适当撑开左侧钉棒系统。取 L_4 及 L_5 右侧椎弓根内缘连线平间隙水平外约 1 cm 切口，顺次插入扩张套筒建立操作通道，于该切口上方约 3 cm 处再做一 1 cm 切口，逐级扩张后建立内镜观察通道，置入镜头，C 臂透视下确定观察通道和操作通道位置良好

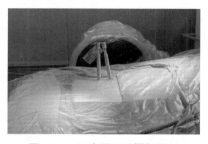

图 19-6　经皮椎弓根螺钉置入

笔记

（图 19-7）。镜下观察操作器械到达棘突基底部，使用双极射频清理镜下软组织及止血，显露 L_4、L_5 椎间小关节，磨钻磨除 L_4 右侧下关节突及 L_5 部分上关节突，减压椎管及神经根管，注意保护神经根及硬脊膜，牵开后，切开纤维环，将工作套筒置入椎间隙内，清除髓核及软组织，显露出骨性终板。更换套筒，将神经根及硬脊膜牵开保护后，将套筒置入椎间隙，透视位置佳，试模后，选择可撑开椎间融合器，填塞植骨后，打入椎间隙，透视并内镜确认位置佳（图 19-8、图 19-9）。C 臂透视下定位右侧 L_4、L_5 椎弓根，于体表定位外约 1 cm 处刺入定位杆，透视下调至椎弓根 2 点钟或 10 点钟处，C 臂透视下证实位置良好后沿穿刺针置入导针并拔出穿刺针，沿导针经皮拧入 2 枚椎弓根螺钉，C 臂透视下证实椎弓根螺钉位置良好，经皮于两侧置入连接棒并拧入椎弓根螺钉尾帽，适量椎间加压后校紧钉杆系统。再次内镜下探查见融合器位置良好，椎管充分减压，神经根完全松解（图 19-10），C 臂透视下见腰椎内固定位置良好，冲洗术野，逐层缝合切口，用无菌敷料包扎。术后 X 线可见内固定位置良好（图 19-11），术后第 2 天下地活动自如，VAS 评分：腰痛 1 分，下肢痛 2 分。

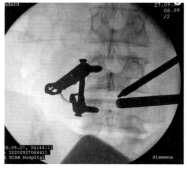

图 19-7　术中透视套管位置

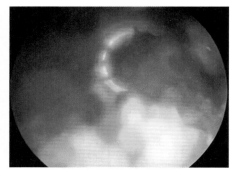

图 19-8　镜下观察 cage 位置

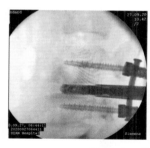
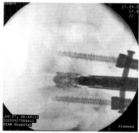
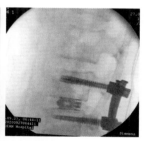

图 19-9　术中 C 臂透视下确认 cage 撑开，位置良好

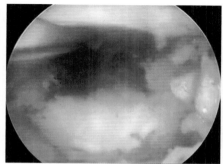
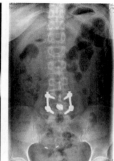
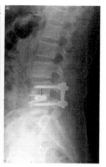

图 19-10　镜下观察神经充分减压　　　图 19-11　术后腰椎 X 线片复查见
内固定位置良好

［随访］

（1）术后 6 个月复查腰椎正侧位 X 线片：内固定位置良好
（图 19-12）。

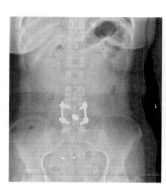
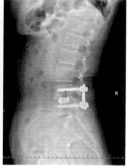

图 19-12　术后 6 个月腰椎 X 线片复查

（2）术后 6 个月复查腰椎 CT：椎间隙内可见连续性骨小梁

通过，椎间融合（图 19-13、图 19-14）。VAS 评分：腰痛 1 分，下肢痛 0 分。ODI：15.4%。

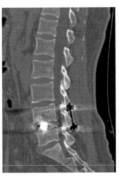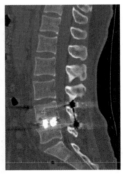

图 19-13　术后 6 个月复查腰椎 CT 检查（矢状位）

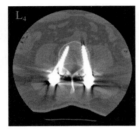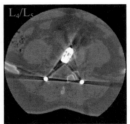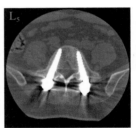

图 19-14　术后 6 个月复查腰椎 CT 检查（轴位）

病例分析

退行性腰椎管狭窄症是脊柱外科常见的一种退行性疾病，也是老年人接受脊柱手术的最常见病因，随着人口老龄化的加剧，DLSS 的发病率逐年上升。DLSS 会对患者的活动能力和生活质量产生不良影响，患者常伴行走和坐立能力的显著下降，跌倒风险甚至高于膝关节骨性关节炎，严重影响中老年人的日常生活，并带来巨大的家庭和社会负担。对于保守治疗无效的患者，手术治疗无疑是最佳的选择。对于 DLSS 的手术治疗，充分减压是最关键的因素，同时要尽可能减少对肌肉组织的剥离及对软组织的损伤，保护脊柱及其附属结构并维持脊柱的动态稳定性，维护椎旁肌的生理性运动能力，加强内固定和椎间植骨融合。对于有明确神经根症状、责任节段定位困难的患者，腰椎间盘造影和选择性神经根封闭能够辅助定位责任节段，明确受累神经根，为手术节段选择提供建设性指导方案。单侧入路双通道内镜技术（unilateral biportal endoscopy，UBE）近年来逐渐进入脊柱外科医生的视野，该技术使用 2 个独立的 1 cm 切口（2 个入口），一个用于内镜，另一个用于器械的插入和操作。UBE 融合了显微镜辅助和脊柱内镜手术的优点，可使用传统仪器，并能通过单独的门户以独立的可视化方式移动仪器。由于视野广泛，使用 UBE 可以进入对侧和椎间孔区域，且由于持续冲洗，出血更少。此外，由于可使用传统的手术器械，手术入路与开放手术类似，术者学习曲线相对较短，UBE 不仅可用于椎间盘切除或椎管减压，且可用于腰椎融合手术。

病例点评

传统的后路减压融合术是治疗退行性腰椎管狭窄症的有效方法。然而，开放式解剖可使椎旁肌失神经，导致术后背痛和手术段肌肉萎缩。与传统手术相比，脊柱内镜手术在减少肌肉损伤方面更有优势，减少肌肉损伤，特别是竖脊肌的损伤对于维持脊柱的稳定性非常重要。UBE 通过一个有限的工作空间进行手术，可一只手握住内镜，在水介质下工作，同时保持水流量，在内镜监视下完成终板准备和 cage 植入。为了建立正确的内镜手术视野，

笔记

在 C 臂透视下验证解剖结构是有帮助的。对于脊柱内镜初学者而言，在清晰的放大视野下进行微创手术，在熟悉的手术领域进行熟悉的手术操作，能有效地缩短学习曲线。并且 cage 通过一个较大的软组织通道植入，cage 的形状、大小不受限制，虽然在从皮肤到内镜视野插入 cage 时形成了盲空间，但设计用于安全保护硬膜的牵开器可有效保护神经结构。目前的研究表明，微创腰椎体间融合率与开放式腰椎体间融合率无显著差异，手术的平均融合率均大于 90%，单侧双通道脊柱内镜下椎间融合技术（unilateral biportal endoscopic lumbar interbody fusion，ULIF）与 PLIF 在骨融合方面效果相同。但是，即使 UBE 缩短了内镜手术的学习曲线，内镜手术技术仍需脊柱外科医生花费大量的时间来改善学习曲线。因此，建议脊柱外科医生在熟练掌握 UBE 减压后再进行 ULIF，并且在使用 ULIF 时应更注重如何实现安全融合。

参考文献

1. PARK M K, PARK S A, SON S K, et al. Clinical and radiological outcomes of unilateral biportal endoscopic lumbar interbody fusion（ULIF）compared with conventional posterior lumbar interbody fusion（PLIF）: 1-year follow-up. Neurosurg Rev, 2019, 42（3）: 753-761.

2. KIM K R, PARK J Y. The technical feasibility of unilateral biportal endoscopic decompression for the unpredicted complication following minimally invasive transforaminal lumbar interbody fusion: case report. Korean J Spine, 2020, 17（Suppl 1）: S154-S159.

3. PAO J L, LIN S M, CHEN W C, et al. Unilateral biportal endoscopic decompression for degenerative lumbar canal stenosis. J Spine Surg, 2020, 6（2）: 438-446.

020 腰椎内镜下椎间融合术治疗双节段腰椎管狭窄症

病历摘要

患者，男，60 岁。

[主诉] 腰痛 20 年，加重伴左下肢疼痛、麻木 1 年余。

[现病史] 患者 20 年前搬动重物后出现腰痛，间歇性发作。未规律治疗，症状可自行好转。1 年余前无明显诱因出现腰部疼痛加重，伴左下肢疼痛、麻木感，疼痛放射至大腿前方、小腿外侧处，麻木位于小腿外侧、足底处，曾行局部理疗、卧床休息、口服止痛药物等保守治疗，症状逐渐加重，遂来我院门诊就诊。睡眠一般，饮食及二便正常。

[查体] 跛行步态，腰部屈伸活动受限，左侧后伸可引发左下肢疼痛，左小腿外侧、膝盖处皮肤感觉较对侧减弱，鞍区感觉正常。双下肢肌力 5 级，双侧直腿抬高试验（－），右侧膝腱反射活跃，左侧膝腱反射减弱，病理反射未引出。VAS 评分：腰痛 5 分，下肢痛 6 分。ODI：48.4%。

[辅助检查]

（1）术前腰椎正侧位、过屈过伸位 X 线片：腰椎退行性改变，椎体骨质增生，关节突关节增生、硬化，腰椎生理曲度存在，无明显节段性不稳定（图 20-1、图 20-2）。

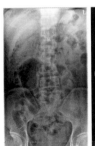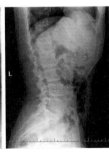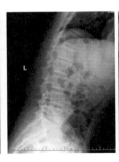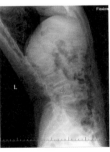

图 20-1　术前腰椎正侧位 X 线片　　　　图 20-2　术前腰椎过屈过伸位 X 线片

（2）术前腰椎 CT：腰椎退行性改变、L_3/L_4、L_4/L_5 椎管狭窄，关节突关节增生肥大（图 20-3、图 20-4）。

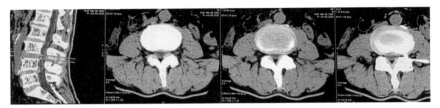

图 20-3　术前腰椎 CT（L_3/L_4）

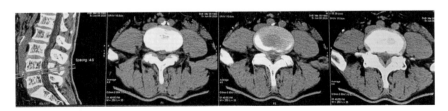

图 20-4　术前腰椎 CT（L_4/L_5）

（3）术前腰椎 MRI：L_3/L_4、L_4/L_5 椎管狭窄（图 20-5、图 20-6）。

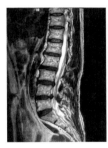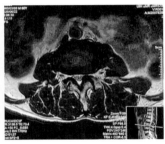

图 20-5　术前腰椎 MRI（L_3/L_4）

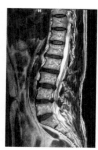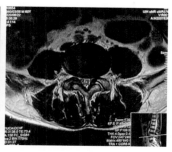

图 20-6　术前腰椎 MRI（L₄/L₅）

[诊断]　腰椎管狭窄症（L₃-L₅）。

[治疗经过]　患者入院后完善术前检查，无手术禁忌证，于全身麻醉下行经皮内镜下腰椎管减压、椎间植骨、融合器植入、经皮椎弓根钉内固定术，术中 C 臂透视下定位 L₃/L₄ 间隙、L₄/L₅ 间隙、双侧椎弓根并标记，常规进行术区消毒铺巾。在 L₃/L₄ 左侧关节突关节背侧皮肤处做 2 cm 皮肤切口，切开筋膜，顺次插入一次性扩张套筒建立通道，置入内镜，显露 L₃/L₄ 关节突关节，镜下可见关节突周围骨性增生；内镜直视下用环锯切除 L₃ 下关节突及 L₄ 部分上关节突，使用骨动力系统及磨钻打磨小关节增生内壁，并逐渐伸入工作套筒，见黄韧带增生肥厚，神经根与周围组织粘连伴水肿充血，切除增生黄韧带并逐步分离粘连部分，行侧隐窝潜行减压，见神经根松解，侧隐窝扩大成形，更换 14 mm 套筒，内镜下见神经根及硬脊膜被牵开保护后，切开纤维环，将工作套筒置入椎间隙内，确认视野内无神经根及硬膜后，应用铰刀、刮匙及终板刮刀摘除退变髓核后刮除终板软骨，显露出骨性终板，将 PEEK 融合器植入，透视位置佳。于 L₄/L₅ 棘突左侧旁开 10 cm 处 C 臂透视下使用一次性穿刺针穿刺直达 L₅ 左侧上关节突尖部，置入一次性导丝后沿导丝取 1cm 切口，切开筋膜，顺次插入一次性扩张套筒建立通道，置

入内镜，显露 L_4/L_5 关节突关节，镜下可见关节突周围骨性增生；内镜直视下用环锯切除 L_4 下关节突及 L_5 部分上关节突，使用骨动力系统及磨钻打磨小关节增生内壁，并逐渐伸入工作套筒，见黄韧带增生肥厚，神经根与周围组织粘连伴水肿充血，切除增生黄韧带并逐步分离粘连部分，行侧隐窝潜行减压，见神经根松解，侧隐窝扩大成形，更换 14 mm 套筒，内镜下见神经根及硬脊膜被牵开保护后，切开纤维环，将工作套筒置入椎间隙内，确认视野内无神经结构后，应用铰刀、刮匙及终板刮刀摘除退变髓核后刮除终板软骨，显露出骨性终板（图 20-7），将 PEEK 融合器植入，透视 cage 位置良好（图 20-8），再次内镜下探查见 cage 位置良好，椎管充分减压，神经根完全松解（图 20-9、图 20-10）。C 臂透视下定位 L_3-L_5 两侧椎弓根并经皮置入 6 枚穿刺针，C 臂透视下证实位置良好后沿穿刺针置入导丝并拔出穿刺针，沿导丝经皮拧入 6 枚椎弓根螺钉（图 20-11），C 臂透视下证实椎弓根螺钉位置良好，经皮置入连接棒并拧入螺塞，适量加压后校紧钉杆系统（图 20-12），C 臂透视下证实内固定位置良好（图 20-13）。术后腰椎正侧位 X 线片可见内固定位置良好（图 20-14），患者术后第 2 天下地活动，出院时 VAS 评分：腰痛 2 分，下肢痛 1 分。

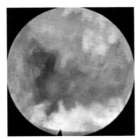 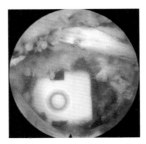

图 20-7　内镜探查椎间隙处理　　图 20-8　内镜探查 cage 位置
及植骨床准备情况

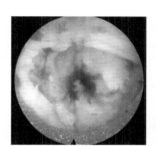 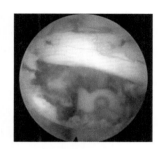

图 20-9　内镜探查出口神经根　　图 20-10　内镜探查行走神经根

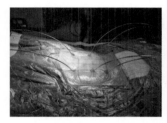 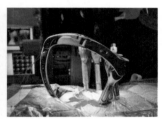

图 20-11　经皮置入导丝　　图 20-12　经皮多节段穿棒工具

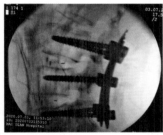 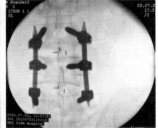

图 20-13　术中 C 臂透视内固定位置

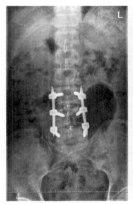 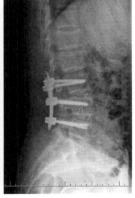

图 20-14　术后腰椎正侧位 X 线片复查

[随访] 术后 1 年复查腰椎 CT：内固定位置良好，可见椎间隙内连续性骨小梁通过，椎间融合（图 20-15）。VAS 评分：腰痛 1 分，下肢痛 0 分。ODI：13.2%。

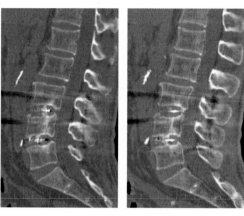

图 20-15 术后 1 年复查腰椎 CT（矢状位）

病例分析

退行性腰椎管狭窄症是一种继发于椎管退行性改变的疾病，退行性改变导致的椎管空间狭小使得神经和血管结构受压而产生症状。随着社会工作强度的不断增加和生活习惯越来越不规律，该疾病存在年轻化的趋势。腰椎管狭窄症常表现出黄韧带增生肥厚、腰椎小关节增生、椎板骨质增生、椎体后缘骨赘形成、后纵韧带肥厚或骨化等病理学特征。由于病理改变的多样性，临床表现多种多样，可表现为腰背疼痛和（或）下肢疼痛或无力感，症状性腰椎管狭窄往往伴明显的间歇性跛行。对于腰椎管狭窄症患者而言，约 50% 的患者可经系统严格的非手术治疗后得到症状的缓解，但是，当非手术治疗 6 个月以上失败、无法获得彻底的临床症状缓解时，应当选择手术治疗。手术治疗旨在通过充分的神经减压、融合和内固定来改善临床症状，恢复手术节段的稳定性，恢复正常的脊柱解剖。腰椎开放融合手术是目前治疗腰椎管狭窄症的金标准。近年来随着微创内镜技术的飞速发展，微创脊柱内镜辅助下椎间融合术逐渐成为传统开放手术的良好替代手术。脊柱内镜技术能够很好地保护脊柱及其附属结构，维持脊柱的动态稳定性，减少了传统手术对肌肉组织的大范围剥离及对软组织的损伤，保护了椎旁肌正常的生理性运动能力，手术出血量少，住院时间短，术后腰痛发生率低。

病例点评

　　经皮内镜下腰椎管减压、椎间植骨融合、经皮椎弓根钉内固定术已被验证是可行的临床手术方案，绝大多数接受微创手术的患者可以获得良好的手术结果，患者满意度高。患者的高满意度来源于内镜手术的简便性，可以通过小切口进行复杂的减压手术，而无须进行复杂的医疗护理或术后疼痛控制。与传统的开放手术相比，该术式术后康复快，再入院率较低。腰椎间盘突出、腰椎管狭窄及腰椎滑脱等腰椎退行性疾病是目前内镜下腰椎融合术的主要适应证。该患者 L_3/L_4 节段狭窄以黄韧带增生、关节突内聚等后方因素为主，采用后入路技术能更方便减压，处理本侧及对侧增生；而 L_4/L_5 节段以侧隐窝和椎间孔狭窄为主，后入路对于椎间孔的处理困难，而侧入路能够同时对椎间孔和侧隐窝进行充分的减压，因此我们在 L_3/L_4 和 L_4/L_5 节段采用了不同的入路来进行减压。以往微创融合术在辅助经皮椎弓根螺钉内固定时，由于经皮穿棒深筋膜切开不足，且钉棒间软组织较多，棒的活动度不佳，往往面临着穿棒困难的问题。Sextant Ⅱ 经皮椎弓根钉棒系统使用六分仪方式穿棒，准确率较高，但需要额外切开穿棒入点，增加皮下隧道长度。双节段内镜融合手术可以利用经皮钉切口完成减压及 cage 植入，减少创伤，但是，手术效率偏低，时间偏长，应综合患者实际情况个体化分析来制订手术方案。

参考文献

1. LI Y, DAI Y, WANG B, et al. Full-endoscopic posterior lumbar interbody fusion via an interlaminar approach versus minimally invasive transforaminal lumbar interbody fusion：a preliminary retrospective study. World Neurosurg, 2020, 144：e475-e482.

2. MCGRATH L B, WHITE-DZURO G A, HOFSTETTER C P. Comparison of clinical outcomes following minimally invasive or lumbar endoscopic unilateral laminotomy for bilateral decompression. J Neurosurg Spine, 2019, 30（4）：1-9.

3. LEUTE P, HAMMAD A, HOFFMANN I, et al. Set screw fracture with cage dislocation after two-level transforaminal lumbar interbody fusion（TLIF）：a case report. J Med Case Rep, 2015, 9：22.

4. LEWANDROWSKI K U, RANSOM N A, YEUNG A. Subsidence induced recurrent radiculopathy after staged two-level standalone endoscopic lumbar interbody fusion with a threaded cylindrical cage：a case report. J Spine Surg, 2020, 6（Suppl 1）：S286-S293.

笔记

021 斜外侧入路腰椎融合术翻修邻近节段椎管狭窄

病历摘要

患者，女，71岁。

[主诉] 右下肢疼痛、麻木伴无力2年。

[现病史] 患者2年前劳累后出现右下肢疼痛、麻木伴无力，疼痛、麻木沿臀部、大腿后外侧放射至腘窝水平，否认间歇性跛行及踩棉感，口服药物等保守治疗后无明显缓解。

[既往史] 曾于2007年8月行腰椎后路内固定术。

[查体] 步入病房，躯干前倾，腰部正中可见纵行手术瘢痕，近端压痛，无明显叩击痛，腰椎活动受限，双侧直腿抬高试验（−），双侧股神经牵拉试验（−），右臀、右大腿外侧感觉减退，双侧膝腱反射（++），双侧跟腱反射（++），双侧Babinski征（−）。VAS评分：腰痛5分，下肢痛6分。ODI：55%。

[辅助检查]

（1）术前腰椎正侧过伸过屈位X线片：腰椎术后，L_3椎体前滑脱，L_3/L_4椎间隙变窄（图21-1）。

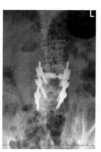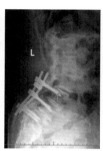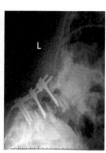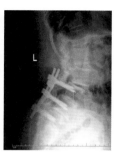

图 21-1　术前腰椎正侧过伸过屈位 X 线片

（2）术前脊柱正侧位全长 X 线片：脊柱侧弯，L_3 椎体前滑脱（图 21-2）。

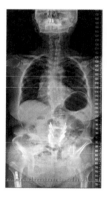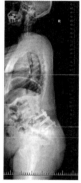

图 21-2　术前脊柱正侧位全长 X 线片

（3）术前腰椎 CT：L_4-S_1 内固定术后改变（图 21-3）。

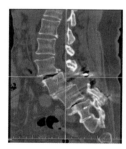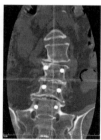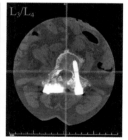

图 21-3　术前腰椎 CT

（4）术前腰椎 MRI：L_3 椎体前滑脱，L_3/L_4 水平硬膜囊及神经根受压，右侧椎间孔变窄（图 21-4）。

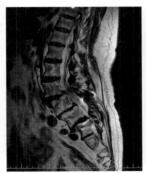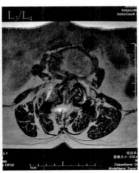

图 21-4　术前腰椎 MRI

[诊断]　腰椎管狭窄症（L$_3$/L$_4$ 右侧椎间孔狭窄）；腰椎前滑脱（L$_3$ Ⅰ度）；腰椎术后（L$_4$-S$_1$）。

[治疗经过]　患者入院后完善术前检查，无手术禁忌证，于全身麻醉下行腰椎前外侧入路椎间盘切除、椎间融合器植入、植骨融合术，在脐与左髂前上棘连线的外 1/3 皮肤处设计手术切口（图 21-5），腹膜后入路暴露腰大肌，将腰大肌向背侧牵开，定位并暴露 L$_3$/L$_4$ 椎间隙，安装椎间自动撑开器及光源（图 21-6、图 21-7），在 L$_3$/L$_4$ 椎间隙侧方切开纤维环，以髓核钳切除髓核至椎间隙后缘及对侧边缘，松解对侧纤维环，用终板刮勺处理上下终板并试模，取人工骨材料与 BMP-2 混合物

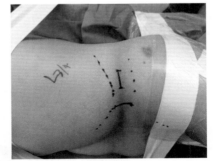

图 21-5　取右侧卧位，脐与左髂前上棘连线的外 1/3 处设计切口

填充至 PIVOX cage 内，并将 cage 植入 L$_3$/L$_4$ 椎间隙（图 21-8），选取 PIVOX 固定板置于 L$_3$/L$_4$ 椎体左前方，并用 2 枚 PIVOX 螺钉固定，松开自动撑开器，C 臂透视下见 cage 位置良好，钛板及螺钉位置良好（图 21-9）。

笔记

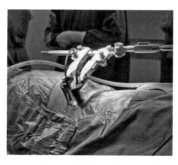

图 21-6　扩张套筒扩大术野

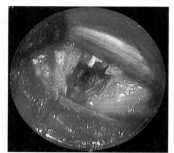

图 21-7　处理椎间隙

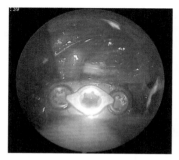

图 21-8　Cage 植入椎间隙

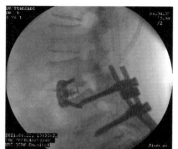

图 21-9　PIVOX 固定板置于椎体
　　　　左前方，用 PIVOX 螺钉
　　　　固定

[随访]

（1）术后 VAS 评分：腰痛 1 分，下肢痛 2 分。

（2）术后腰椎 MRI：L_3 椎体前滑脱改善，L_3/L_4 椎间孔及椎管扩大（图 21-10）。

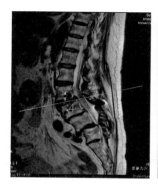
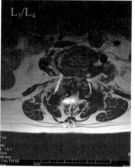

图 21-10　术后腰椎 MRI

（3）术后腰椎 CT：L_3/L_4 见内固定物位置良好，腰椎曲度改善（图 21-11）。

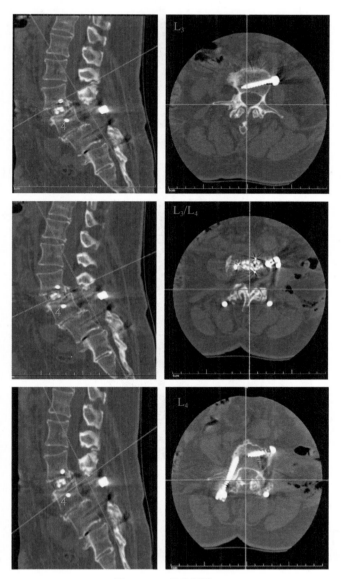

图 21-11　术后腰椎 CT

（4）术后腰椎正侧位 X 线片：L_3/L_4 水平内固定物位置良好（图 21-12）。

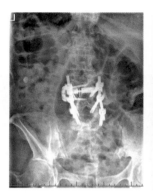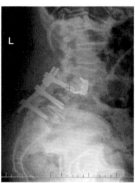

图 21-12　术后腰椎正侧位 X 线片

（5）术后脊柱全长正侧位 X 线片：腰椎曲度改善（图 21-13）。

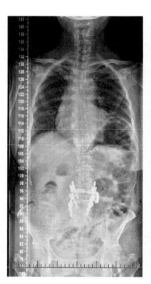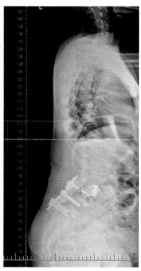

图 21-13　术后脊柱全长正侧位 X 线片

病例分析

　　斜外侧入路腰椎融合术（oblique lateral interbody fusion，OLIF）广泛应用于治疗腰椎退行性疾病，相比传统椎间融合术，OLIF 具有创伤小、出血少、恢复快等优点。

该术式提供了一条通过腹膜后血管鞘和腰大肌前缘间隙到达腰椎的入路，有效降低了血管及神经丛损伤的风险，该入路有较大的操作空间，可更好地清除椎间盘并植入更大的椎间融合器，避免了显露神经结构引起的术后并发症。相比于后路、椎间孔入路手术，OLIF 手术切口小，通过腰大肌和前方血管鞘间的天然通道钝性分离腹壁肌层，避免了后方脊旁肌剥离导致的术后腰背痛，且保留了后方韧带复合体，有利于患者早期活动及术后快速恢复。OLIF 操作无须进入椎管，避免了硬膜囊损伤、神经根牵拉等相关并发症。相较于外侧入路、极外侧入路手术，OLIF 无须切开腰大肌，可有效地降低腰丛神经损伤等风险。相较于前路手术，OLIF 降低了腹膜后大血管损伤的风险。

OLIF 主要通过椎间融合器改善腰椎冠状面与矢状面失衡，并且通过扩大椎间隙高度从而对椎管及椎间孔起到间接减压的效果。尽管 OLIF 相对于其他融合术有其独有的技术优势，但仍需重视其并发症。其并发症大多与手术中操作有直接关系，术前评估时应严格把握其适应证，熟练地掌握解剖结构和特点，术中精确定位，精细操作，尽可能地减少围手术期并发症的发生，提高术后椎间融合率。

📋 病例点评

腰椎术后发生邻近节段退变（adjacent segment degeneration，ASD）后的翻修手术一直是脊柱外科的困难手术。该病例有 PLIF 手术史，数年后再次出现下肢的症状，影像学检查提示原手术节段的邻近节段发生严重退变、椎体滑脱伴椎管狭窄，术前评估现有内固定材料难以与多年前内固定材料匹配，常规后路翻修手术困难。OLIF 可以用于治疗 1 个或 2 个连续节段发生的椎间盘退行性变，伴或不伴椎体滑脱的患者，为后路翻修手术困难的患者提供了新的方法。

全面详尽的手术前规划是手术成功的保障，术前的选择性神经根阻滞可以精准定位责任节段及责任神经根。本例翻修手术中因为既往内固定的遮挡导致术中透视时不能提供良好的影像观察，手术中可通过观察终板形态是否平行来作为置钉及椎间融合器准确与否的参照物。PIVOX 内固定系统根据其特有的构造特点，需要在椎间融合器植入的过程中将固定板放置在与椎间隙平行的位置，以保证在植入过程中对椎体节段的更大可视性。值得注意的是在椎间融合器就位后，旋转固定板至最终角度时需注意避开交感神经链和节段血管，并确保没有组织被卡在固定板下方。

参考文献

1. 邓基劼，蒋盛旦. 斜外侧入路腰椎椎间融合术的应用进展. 脊柱外科杂志，2019，17（5）：360-364.

2. SILVESTRE C, MAC-THIONG J M, HILMI R, et al. Complications and morbidities of mini-open anterior retroperitoneal lumbar interbody fusion：oblique lumbar interbody fusion in 179 patients. Asian Spine J，2012，6（2）：89-97.

3. 丁凌志，范顺武，胡志军，等. 斜外侧腰椎椎间融合术间接减压治疗退行性腰椎管狭窄症. 中华骨科杂志，2017，37（16）：965-971.

4. AKBARY K，QUILLO-OLVERA J，LIN G X，et al. Outcomes of minimally invasive oblique lumbar interbody fusion in patients with lumbar degenerative disease with rheumatoid arthritis. J Neurol Surg A Cent Eur Neurosurg，2019，80（3）：162-168.

022 UBE 腰椎内镜治疗腰椎管狭窄症

病历摘要

患者，男，78 岁。

[主诉] 左下肢疼痛 6 年，加重伴间歇性跛行 3 个月。

[现病史] 患者 6 年前无明显诱因出现左下肢疼痛，疼痛位于左臀部、左大腿外侧、小腿外侧至外踝，近 3 个月逐渐加重并伴间歇性跛行，行走约 20 米后出现左臀部及左下肢疼痛不适，休息片刻后有所缓解，否认双下肢无力、踩棉感等不适，口服药物等保守治疗后无明显缓解。

[查体] 步入病房，腰部后伸活动明显受限，左侧 Kemp 征（＋），L_1-L_3 椎旁压痛（＋），左大腿外侧、小腿外侧及外踝处皮肤感觉较对侧减退，双足背动脉搏动良好，左侧直腿抬高试验（＋，30°），加强试验（＋），股神经牵拉试验（＋），双侧膝腱反射（+++），双侧跟腱反射（+++），双侧 Babinski 征（－）。术前 VAS 评分：腰痛 5 分，下肢痛 5 分。ODI：45%。

[辅助检查]

（1）术前腰椎正侧过伸过屈位 X 线片：腰椎曲度可（图 22-1）。

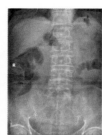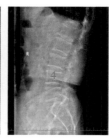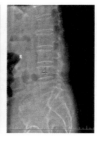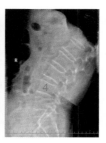

图 22-1 术前腰椎正侧过伸过屈位 X 线片

（2）术前腰椎 CT：腰椎退行性变，L_3-L_5 水平黄韧带钙化，双侧隐窝狭窄（图 22-2）。

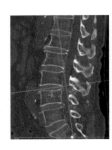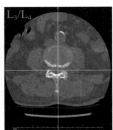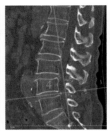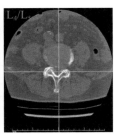

图 22-2　术前腰椎 CT

（3）术前腰椎 MRI：L_3-L_5 水平椎管狭窄，黄韧带肥厚（图 22-3）。

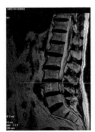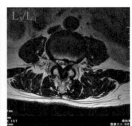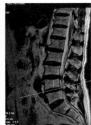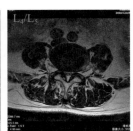

图 22-3　术前腰椎 MRI

（4）椎间盘造影＋选择性神经根阻滞：L_3/L_4 椎间盘造影复制出腰痛及左下肢放射痛，左侧 L_4 神经根诱发复制出左下肢疼痛，给予局部麻醉药＋糖皮质激素阻滞后疼痛缓解，L_5 神经根诱发未复制出疼痛。

［诊断］　腰椎管狭窄症（L_3/L_4）。

［治疗经过］　患者入院后完善术前检查，无手术禁忌证，在全身麻醉下行经皮单侧入路双通道内镜下腰椎间盘切除＋腰椎管扩大、神经根管减压术，于左侧 L_3 及 L_4 椎弓根内侧缘分别取纵

行切口作为观察孔与操作孔，术中探查 L_3/L_4 左侧椎板间窗，见黄韧带肥厚并钙化（图 22-4），应用磨钻及咬骨钳切除部分 L_3 椎板下缘、L_3/L_4 关节突关节内侧壁及 L_4 椎板上缘，扩大椎板间窗后，发现椎管狭窄、椎间盘突出，硬膜囊受压明显（图 22-5），神经根张力高，切开纤维环，应用髓核钳切除突出髓核（图 22-6），后应用椎板咬骨钳及射频处理肥厚黄韧带（图 22-7），镜下见硬膜囊及神经根充分松解、椎管及神经根管减压充分，手术结束，逐层缝合切口，用无菌敷料包扎。

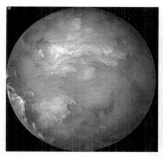
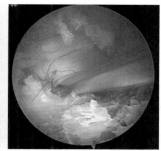

图 22-4 黄韧带肥厚，钙化明显　　图 22-5 硬膜囊受压明显

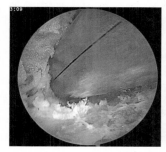
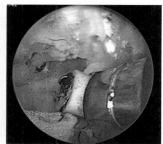

图 22-6 切除突出髓核　　图 22-7 处理肥厚黄韧带（箭头）

［随访］

（1）术后 VAS 评分：腰痛 1 分，下肢痛 2 分。术后腰椎 MRI 示 L_3/L_4 水平硬膜囊受压解除，神经根松解（图 22-8）。

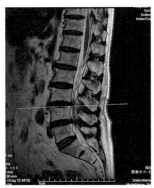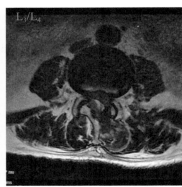

图 22-8　术后腰椎 MRI

（2）术后腰椎 CT：腰椎减压术后改变，左侧侧隐窝明显扩大（图 22-9）。

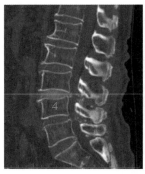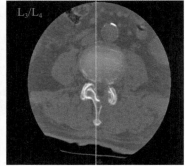

图 22-9　术后腰椎 CT

（3）术后 CT 三维重建：L_3/L_4 骨性减压充分（图 22-10）。

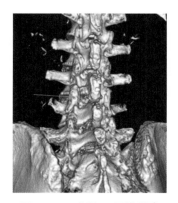

图 22-10　术后 CT 三维重建

病例分析

腰椎管狭窄是导致腰背部及双下肢疼痛的常见病因，可严重降低患者的生活质量和步行能力。腰椎管狭窄症的传统减压手术治疗需要广泛剥离椎旁肌肉组织，切除内侧小关节及去除椎板等，使脊柱后方复合体结构受到较大的破坏，易造成脊柱不稳，增加了术后腰背痛复发率，同样也增加了二次融合手术率。

单侧双通道内镜技术（unilateral biportal endoscopic discectomy，UBE）通过小切口建立一个操作通道和一个观察通道，操作空间大，器械选择更广泛。UBE技术通常适用于中央型椎管狭窄伴侧隐窝狭窄、较大的椎间盘突出，但是对于存在脊柱不稳定的患者，还需要辅助脊柱内固定。UBE结合了内镜及显微镜的综合优势，UBE技术有2个通道，一个通道提供手术视野和连续冲洗，拥有独立可视化的操作视野，另一个通道用于器械操作，增加了手术可移动范围，连续冲洗有利于减少术中出血，保证手术高效、安全地完成。

病例点评

该病例难点在于定位诊断，影像学检查提示多节段椎管狭窄，如果无精确定位，手术节段将涵盖 L_3/L_4 及 L_4/L_5 这2个节段，传统开放减压内固定手术虽然能有良好的疗效，但手术造成的损伤也是巨大的。经过椎间盘造影及选择性神经根阻滞等精确定位手段，将该病例责任节段锁定在 L_3/L_4 节段，结合该病例没有力学不

笔记

稳定，故可采取单纯减压改善临床症状。减压范围应包括左侧增生关节突关节、肥厚黄韧带和突出椎间盘，可选择的术式有局部开窗减压、经椎间孔入路内镜减压和经后路内镜减压等多种手术方式。UBE 作为后路内镜下减压的微创手术方式之一，其优点在于能清晰地观察椎管内外结构并对神经腹背侧结构精准减压，因不受固定通道限制，可选用常规大小器械进入，有利于控制手术时间，UBE 手术对本例患者是一个良好的选择。但本病例椎管空间较小，应用 UBE 镜下操作时需先处理上位椎板下缘及下关节突内侧缘，再处理下位椎板上缘及上关节突内缘，在保证充足的手术视野下进行椎管内减压，必须注意避免对神经的过度骚扰及对硬膜的损伤。

参考文献

1. 庹伟，周霖，刘德森，等. 单侧双通道内镜技术治疗腰椎管狭窄的初步研究. 中国微创外科杂志，2021，21（1）：56-60.

2. RUAN W, FENG F, LIU Z, et al. Comparison of percutaneous endoscopic lumbar discectomy versus open lumbar microdiscectomy for lumbar disc herniation：a meta-analysis. Int J Surg，2016，31：86-92.

3. LIN G X, HUANG P, KOTHEERANURAK V, et al. A systematic review of unilateral biportal endoscopic spinal surgery：preliminary clinical results and complications. World Neurosurg，2019，125：425-432.

4. KIM J E, CHOI D J. Unilateral biportal endoscopic decompression by 30° endoscopy in lumbar spinal stenosis：technical note and preliminary report. J Orthop，2018，15（2）：366-371.

笔记

023 经椎间孔入路腰椎内镜翻修椎板开窗减压术

病历摘要

患者，男，62岁。

[主诉] 腰痛伴右下肢疼痛、间歇性跛行3年。

[现病史] 患者于3年前无明显诱因出现腰痛伴右下肢放射痛，疼痛范围由右臀部、右大腿前外侧、小腿外侧至右足背，伴间歇性跛行，行走约100米后出现右下肢疼痛不适，否认双下肢无力，踩棉感等不适，保守治疗后无明显缓解。

[既往史] 1997年行腰椎后路椎板开窗减压术，2019年行双下肢动脉闭塞支架植入术。

[查体] 步入病房，右下肢跛行，腰部前屈、后伸及旋转活动受限，腰椎各棘突间压痛，椎旁压痛、叩击痛（-）、双侧直腿抬高试验（-），右臀部、右大腿前外侧、小腿外侧至右足背感觉减退，右足第4跖骨皮肤表面感觉麻木，余肢体感觉正常，双侧足背动脉搏动未触及，右胫前肌肌力3级，余肢体肌力正常，四肢肌张力正常，双侧膝腱反射正常引出，跟腱反射正常引出，双侧Babinski征（-）。术前VAS评分：腰痛3分，下肢痛5分。ODI：40%。

[辅助检查]

（1）术前腰椎正侧过伸过屈位 X 线片：腰椎曲度变直（图 23-1）。

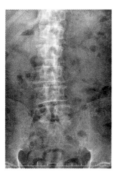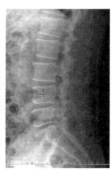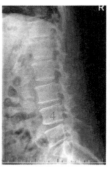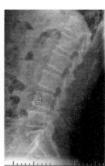

图 23-1　术前腰椎正侧过伸过屈位 X 线片

（2）术前腰椎 CT：腰椎术后改变，L_3-L_5 右侧部分椎板骨质缺如（图 23-2）。

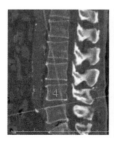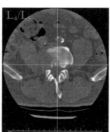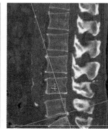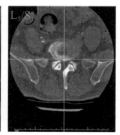

图 23-2　术前腰椎 CT

（3）术前腰椎 MRI：L_3-L_5 术后改变，L_4-S_1 椎管狭窄，压迫硬膜囊及神经根（图 23-3）。

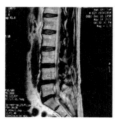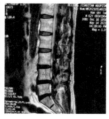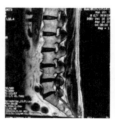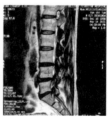

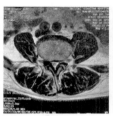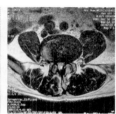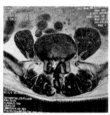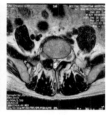

图 23-3　术前腰椎 MRI

[诊断]　腰椎管狭窄症（L_4/L_5，右）；腰椎后路减压术后（L_3-L_5）；不完全性瘫痪。

[治疗经过]

患者入院后首先在局部麻醉下行 L_4/L_5 椎间盘造影及 L_5 神经根阻滞，复制出腰痛及右下肢放射痛（图 23-4），完善术前检查，无手术禁忌证，在静脉麻醉下行侧入路经皮内镜下腰椎间盘切除术＋经皮腰椎管扩大、神经根管减压术，C 臂透视下直达右侧 L_5 上关节突尖部，应用镜下磨钻及环锯对小关节突进行骨性减压（图 23-5），进入椎管内探查可见椎管狭窄、椎间盘突出、神经根受压并与周围组织粘连，用射频消融电极清理术野并对粘连神经根进行松解（图 23-6），同时应用椎板咬骨钳和髓核钳对增生黄韧带进行处理，处理黄韧带后用髓核钳切除突出椎间盘（图 23-7），充分减压椎管及神经根管，镜下探查见椎管充分减压、神经根完全松解，无活动性出血，手术结束。

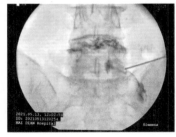 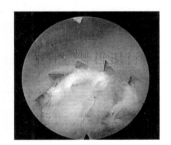

图 23-4　椎间盘造影＋神经根阻滞，　　　图 23-5　环锯对右侧 L_5 关节
　　　复制腰痛及右下肢放射痛　　　　　　　　突骨性减压

笔记

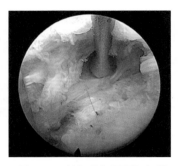
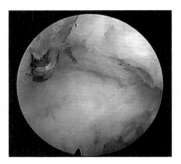

图 23-6　神经根与周围组织粘　　　图 23-7　粘连的神经根及黄韧带
　　　　　连（箭头）明显

[随访]

（1）术后 VAS 评分：腰痛 1 分，下肢痛 1 分。术后腰椎
MRI：L_4/L_5 水平硬膜囊减压明显，神经根松解（图 23-8）。

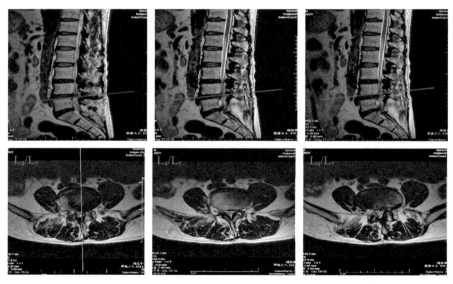

图 23-8　术后腰椎 MRI

（2）术后 CT：L_4 右侧部分椎板部分骨质缺如，侧隐窝减压
明显（图 23-9）。

笔记

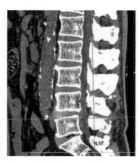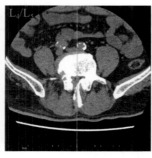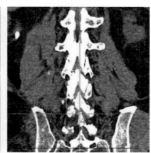

图 23-9　术后 CT

病例分析

对于椎间盘突出术后复发的患者，常常通过传统的开放手术进行翻修，其手术效果远劣于初次手术，优良率仅 65% 左右，其原因可能为硬膜囊及神经根周围瘢痕组织的粘连、手术节段的失稳以及二次手术对后侧韧带复合体结构的进一步破坏。为了提高翻修手术的疗效，微创的手术方式可作为一种不错的选择。

经皮内镜下髓核摘除常见的有经椎间孔入路和经椎板间入路。通常情况下，经椎间孔入路几乎适用于所有节段的突出，除外个别高髂嵴的 L_5/S_1 病变的病例。对于翻修病例来说，经椎间孔入路可以避免后侧瘢痕组织给手术带来的干扰，手术过程及难度可明显降低；而经椎板间入路通常应用于 L_4/L_5 或 L_5/S_1 侧隐窝狭窄或高髂嵴的病例，因为经椎间孔入路通常难以进行，经椎板间入路翻修可以作为一种替代方法。

与传统开放翻修手术类似，瘢痕组织的粘连及对后侧结构的破坏仍是微创翻修手术面临的主要问题。近年来，全脊柱内镜下的手术受到脊柱外科医生的青睐，研究显示全脊柱内镜下的翻修手术疗效不亚于小切口下翻修,其优势体现在创伤小、手术时间短、术后康复快、并发症发生率低等方面。

病例点评

脊柱翻修手术是脊柱手术的一个难点,究其原因是局部结构的混乱、神经根与硬膜的粘连以及瘢痕的形成,在手术过程中容易产生神经及其毗邻结构的损伤。本病例的特点是患者多年前接受双节段开窗治疗腰椎间盘突出,术后疼痛缓解良好,13年后再次出现下肢放射痛,明确下肢放射痛的原因及定位是本次治疗的核心和难点,术前经过选择性神经根阻滞,明确了L_5神经根为受累神经,L_4/L_5为责任节段,L_5/S_1未参与本次的病理变化,手术节段的缩小为精准翻修手术提供了依据。

椎间孔入路内镜翻修的优势在于避免了后路翻修与既往手术瘢痕产生交集,同时也避免了扩大手术范围,不会丧失局部组织结构的稳定性。本例患者年龄较大,长时间手术带来的并发症较多,侧路内镜手术的椎间孔结构容易辨识,进入病灶之前出现周围组织损伤的概率较低,但是进入病灶仍发现大量瘢痕组织在神经周围,镜下神经松解和对神经的保护是难点。侧路内镜手术术中可对神经根钝性分离并能对神经结构进行良好辨识,可以良好地完成翻修手术。经腹侧减压可以缓解神经根的压力,而此患者直腿抬高试验阴性,从侧路对背侧黄韧带粘连也要进行适度的减压,为神经提供更多的空间。侧路内镜手术多采用局部麻醉,术中可与患者进行交流,减少了神经损伤的风险。

参考文献

1. 虞攀峰，昝鹏飞，张西峰，等. 脊柱内镜下经椎板间入路翻修 $L_5 \sim S_1$ 开窗术后复发的早期临床报告. 中国骨与关节杂志，2019，8（7）：525-529.

2. HLUBEK R J，MUNDIS G M. Treatment for recurrent lumbar disc herniation. Curr Rev Musculoskelet Med，2017，10（4）：517-520.

3. SEBASTIAN R，MARTIN K，HARRY M，et al. Full-endoscopic interlaminar and transforaminal lumbar discectomy versus conventional microsurgical technique：a prospective，randomized，controlled study. Spine，2008，33（9）：931.

4. 李振宙，侯树勋，商卫林，等. 经皮内镜下经椎间孔入路腰椎侧隐窝减压术：技术要点及 2 年随访结果. 中国骨与关节杂志，2016，5（5）：333-338.

5. SHI C，KONG W，LIAO W，et al. The early clinical outcomes of a percutaneous full-endoscopic interlaminar approach via a surrounding nerve root discectomy operative route for the treatment of ventral-type lumbar disc herniation. Biomed Res Int，2018，2018：9157089.

024 经椎间孔入路腰椎内镜治疗脊柱侧弯所致椎间孔狭窄

病历摘要

患者，女，70岁。

[主诉] 腰痛50余年，加重伴左下肢放射痛1年。

[现病史] 患者50余年前患脊柱结核，经治疗后痊愈，但残留脊柱畸形，劳累、体力活动后出现腰部疼痛，休息后可减轻。1年前劳累后再次出现腰部疼痛，同时伴左下肢放射痛，疼痛沿左大腿外侧放射至小腿外侧，蹲下站起时症状尤为明显。就诊于当地医院，行口服药物、敷贴膏药治疗后症状未见明显减轻。近期出现大腿内侧、小腿内侧疼痛，为求进一步治疗，就诊于我院急诊，急诊以"腰椎管狭窄症"收入科。患者自发病以来精神、饮食可，睡眠差，二便正常，体重较前无明显变化。

[既往史] 50余年前患脊柱结核，经治疗后痊愈，遗留脊柱侧弯。

[查体] 步入病房，脊柱可见明显后凸畸形，腰部右侧弯活动受限，侧屈、旋转活动受限。四肢肌肉无明显肥大或萎缩；L_4/L_5 棘突间压痛，左侧椎旁压痛，叩击痛（－）。双侧直腿抬高试验（－），加强试验（－），双侧股神经牵拉试验（－）。双下肢肌力、肌张力无明显异常，双下肢感觉无明显减退。双侧膝腱反射未引出，双侧跟腱反射未引出。双侧Hoffmann征（－），双侧Babinski征（－）。

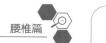
[辅助检查]　术前腰椎正侧位 X 线片、脊柱全长正侧位 X 线片、术前 CT、术前 MRI 见图 24-1 至图 24-4。

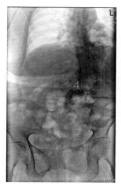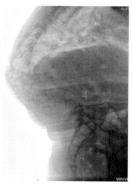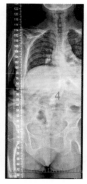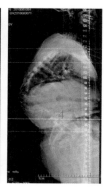

图 24-1　术前腰椎正侧位 X 线片　　图 24-2　术前脊柱全长正侧位 X 线片

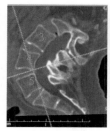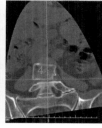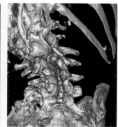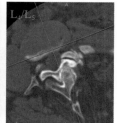

图 24-3　术前 CT

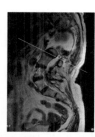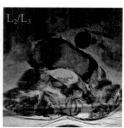

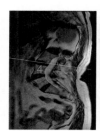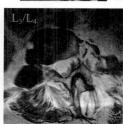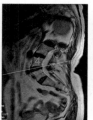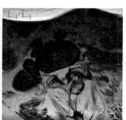

图 24-4　术前 MRI

笔记

[诊断]　腰椎管狭窄症（L_4/L_5 左侧椎间孔）；退变性后凸侧弯；陈旧性脊柱结核。

[治疗经过]

（1）选择性神经根造影封闭术：患者取俯卧位，首先 C 臂透视下定位 L_4/L_5 椎间隙并画标记线，常规消毒铺单，18 G 穿刺针 45° 进针，穿刺至 L_4 出口根走行区域，复制出患者左下肢疼痛，用注射器缓慢打入碘海醇造影剂，C 臂透视下显示 L_4 神经根走行，在相应区域注射 1% 利多卡因＋曲安奈德混合液 1 mL。拔出穿刺针，用无菌敷料覆盖针孔，患者诉左下肢放射痛较前缓解（图 24-5）。

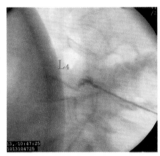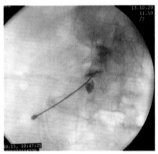

图 24-5　术前 L_4 出口根造影封闭透视图像

（2）经皮内镜下椎间孔扩大减压术（L_4/L_5）：麻醉成功后患者取健侧卧位，常规进行术区消毒铺巾，C 臂透视下定位 L_4/L_5 节段。左侧棘突旁开 8 cm 行 1% 利多卡因局部麻醉，C 臂透视下用穿刺针逐渐穿刺直达 L_5 上关节突，成功后取 7 mm 切口，建立工作通道后将工作套筒置入椎管内，应用镜下骨动力系统对 L_4 下关节突及 L_5 上关节突进行骨性减压，并扩大椎间孔，切除局部肥厚黄韧带，松解粘连受压的 L_4 出口神经根，而后进入椎管侧隐窝切除黄韧带进行椎管内减压，扩大神经根管，探查神经根无明显压迫、无活动性出血（图 24-6）。

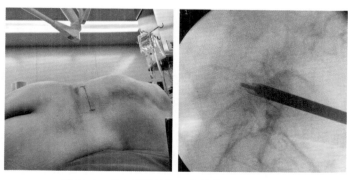

图 24-6　术中侧卧体位及套管置入后 X 线图像

［随访］　术后复查腰椎 CT 见图 24-7，术前、术后 L_4/L_5 节段腰椎 MRI 对比见图 24-8。

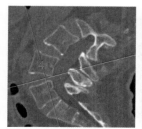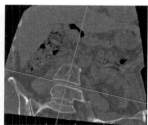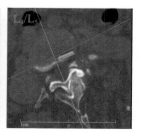

图 24-7　术后复查腰椎 CT（红箭头示上关节突减压区域）

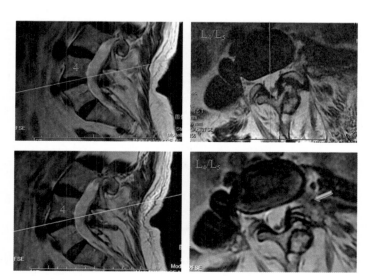

图 24-8　术前术后 L_4/L_5 节段腰椎 MRI 对比（红箭头示术后上关节突减压区域）

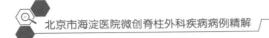

病例分析

　　脊柱结核是常见的肺外结核之一，占结核病的 3%～5%，在骨关节结核中，脊柱结核占比最高，可达到 50%～60%。其中脊柱结核比较常见的问题是脊柱侧弯畸形和神经受损。脊柱结核多表现为脊柱前柱、中柱的骨质破坏，由于被破坏的、缺损严重的单侧椎体塌陷或长期代偿而导致其侧弯畸形，严重影美观，甚至会对脊髓产生压迫从而出现一系列的神经症状，一旦压迫神经，患者只能通过手术解除压迫。

　　脊柱结核病变主要破坏脊柱前柱及部分中柱，容易造成脊柱后凸，如没有及时纠正，往往随着病情的发展，前柱塌陷而代偿性引起脊柱畸形。其中单纯的结核性脊柱畸形在临床中还是比较常见的，其持续进展可引起患者下肢痛、腰痛等，非手术治疗时间长，效果欠佳，因而多推荐采用手术治疗。多数病例常采用一期前路病灶清除术、后路植骨融合术及后路内固定术治疗单纯结核性脊柱畸形，均取得了满意的效果。

病例点评

　　本例患者既往脊柱结核病史 50 余年，目前结核检查已经转阴，侧弯为近 50 年来逐步形成，术前测量矢状位及冠状位尚平衡，患者仅表现为单根性症状（左侧 L_4 根），术前行选择性神经根阻滞术，术后患者左下肢疼痛症状缓解 80%，结合影像学检查，考虑其疼痛来源为 L_4/L_5 左侧椎间孔狭窄，手术减压主要围绕 L_4 出口根。

手术过程中应关注以下几点：①手术节段问题。由于侧弯严重，常规的 C 臂位置可能会导致定位失误。即使术前定位准确，由于凹侧的高度下降，相邻节段椎间孔距离较近，也容易出现术中节段漂移，因此在进入椎管开始减压前，要再次定位，确认节段正确。另外，进行局部操作时，要灵活调整 C 臂投射方向，尽量与椎间隙水平，以完整显示椎间孔形态，保证穿刺及上关节突成形时的安全性。②术中减压范围：凹侧的椎间孔较小，一般情况下单纯进行上关节突成形并不能获得充足的空间，此时就有必要对参与构成椎间孔的下关节突成形，此时要注意椎板峡部的保护（术中可应用骨动力系统对其成形，逐步打薄），避免峡部裂，并且术后要严格使用支具保护，进行抗骨质疏松治疗。③患者高龄、骨质疏松、局部结构混乱，会增加开放手术的难度，内镜手术有其独特的优势。

参考文献

1. 柴敦元，王丹. 后路手术选择性融合固定治疗退变性脊柱侧弯的疗效分析. 实用临床医药杂志，2019，23（2）：68-71.

笔记

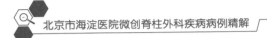
025 经椎间孔入路腰椎内镜治疗腰椎侧隐窝狭窄并纤维环缝合

病历摘要

患者，男，42 岁。

[主诉] 腰痛伴左下肢麻木 2 年余，加重伴左下肢放射痛 2 月余。

[现病史] 患者 2 年前无明显诱因出现腰部疼痛，伴左下肢麻木与感觉减退，麻木区域主要在左足背侧，休息后症状缓解，未正规治疗。2 月余前无明显诱因出现行走站立 10 分钟后左下肢放射痛，放射至左小腿外侧，左足背麻木加重，右下肢无明显不适，否认双下肢无力、踩棉感等不适，口服药物等治疗无效，遂于我院门诊就诊，行 MRI 检查提示 L_4/L_5 侧隐窝狭窄，神经根受压，门诊诊断"腰椎管狭窄症"，予止痛对症治疗后，症状缓解不明显，现为进一步诊治收入院。

[查体] 步入病房，脊柱未见明显畸形，腰部后伸活动无明显受限，侧屈、旋转活动受限。L_3-S_1 棘突间轻度压痛，椎旁压痛（-），叩击痛（-）。双侧直腿抬高试验（-），加强试验（-），双侧股神经牵拉试验（-）。双下肢肌力、肌张力无明显异常，左足背感觉减退，其余双下肢部位感觉无明显减退。双侧膝腱反射、双侧跟腱反射正常引出。双侧 Babinski 征（-）。VAS 评分：腰痛 4 分，下肢痛 5 分。ODI：65%。

[辅助检查]

（1）术前腰椎正侧过伸过屈位 X 线片：腰椎无明显不稳定（图 25-1）。

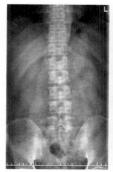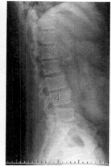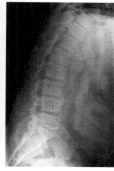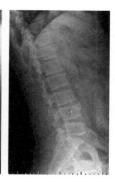

图 25-1　术前腰椎正侧过伸过屈位 X 线片

（2）术前腰椎 CT：L_4/L_5 左侧侧隐窝狭窄（图 25-2）。

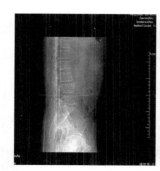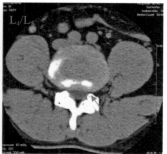

图 25-2　术前腰椎 CT

（3）术前腰椎 MRI：L_4/L_5 左侧侧隐窝狭窄（图 25-3）。

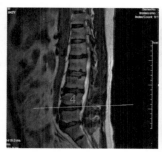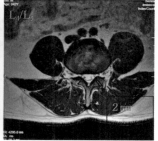

图 25-3　术前腰椎 MRI

［诊断］　腰椎管狭窄症（L_4/L_5左侧侧隐窝）。

［治疗经过］　患者入院后完善术前检查，无手术禁忌证，在静脉麻醉下行L_4/L_5左侧经皮内镜下侧隐窝减压、髓核摘除术，对纤维环破口进行缝合。患者取俯卧位，常规进行术区消毒铺巾，C臂透视下定位L_4/L_5节段。左侧棘突旁开10 cm行1%利多卡因局部麻醉，C臂透视下用穿刺针逐渐穿刺至直达L_5上关节突，成功后取7 mm切口，顺次插入一次性扩张套筒建立通道，建立通道后将工作套筒置入椎管内，置入脊柱内镜。应用镜下环锯对L_5上关节突成形，应用骨动力系统及一次性刨削刀头进行骨性减压，并扩大椎间孔及侧隐窝，进一步探查见椎间盘突出、局部黄韧带肥厚，神经根粘连并受压，用双极球形射频消融电极清理术野并对神经进行松解，处理黄韧带后用髓核钳切除突出椎间盘并进行椎管内减压，见突出椎间盘摘除彻底后探查神经根无明显压迫、无活动性出血，应用一次性纤维环缝合器缝合纤维环裂口（图25-4、图25-5）。拔除工作套筒后缝合伤口，用无菌敷料包扎。

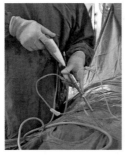
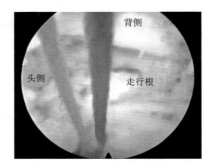

图 25-4　术者使用镜下
纤维环缝合器

图 25-5　镜下缝合纤维环

［随访］　术后腰椎CT及MRI提示减压充分彻底（图25-6、图25-7）。术后患者腰痛、腿麻明显缓解，VAS评分：腰痛2分。

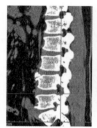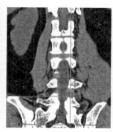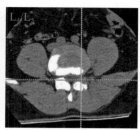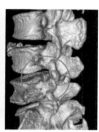

图 25-6 术后腰椎 CT

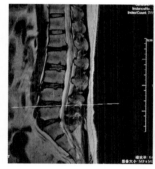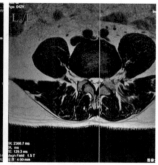

图 25-7 术后腰椎 MRI

病例分析

　　侧隐窝是椎管向侧方延伸的狭窄间隙，分为入口区、中间区和出口区，其腹侧是椎间盘及椎体后方韧带结构，背侧是上关节突，外侧是椎弓根，内侧是中央管，侧隐窝存在于三叶形椎孔内，侧隐窝前后径通常在 5 mm 以上，前后径小于 3 mm 为狭窄。

　　由于是特定的神经根受压，单纯侧隐窝狭窄的患者间歇性跛行较少，主要表现为相应神经根分布区的感觉异常、肌力减弱、腱反射减弱等。当患者出现腰痛、下肢疼痛、神经源性间歇性跛行等症状时，即提示需要治疗加以干预。治疗的目的在于缓解疼痛、维持或改善日常活动能力。对于一些患者，非手术治疗可以很好地改善症状；而对于另一些患者，经过非手术治疗仍然不能从事日常活动或工作时，则应考虑手术治疗。非手术治疗主要包括物理治疗（休息、按摩、针灸等）、药物治疗（非甾体类药物、肌肉松弛药、抗抑郁药等）。手术治疗的主要原则是以最小的创伤来达到充分减压神经的同时维持脊柱稳定性，主要目的是充分减压神经。

病例点评

该病例临床表现、查体、影像学检查符合侧隐窝狭窄的诊断，且经过规律的保守治疗无效，具有手术指征。患者 L_4/L_5 节段并无明显不稳定表现，左下肢疼痛放射至小腿外侧及足背，以 L_5 神经根根性症状为主，如行传统的开放手术，创伤大、出血多、恢复慢、患者花费更高。目前脊柱内镜为当下研究的热点，其创伤小、恢复快，且该病例符合侧入路脊柱内镜的手术指征，使用镜下环锯、镜下咬骨钳打开狭窄的侧隐窝，骨性狭窄解除后可见隆起的椎间盘，对神经根腹侧仍形成压迫，遂将其切除。切除突出的椎间盘后使用一次性纤维环缝合器缝合纤维环破口，能有效降低复发率。神经根减压彻底，术后患者症状缓解满意，恢复良好。目前对于这类疾病的治疗来说，脊柱内镜不失为一个良好的选择。

参考文献

1. 潘大洋，龙浩，符勇，等. 纤维环缝合器临床应用进展. 中国矫形外科杂志 2020，28（24）：2258-2261.

2. PARKER S L, GRAHOVAC G, VUKAS D. Effect of an annular closure device （barricaid）on same level recurrent disc herniation and disc height loss after primary lumbar discectomy：two-year results of a multi-center prospective cohort study. Clin Spine Surg，2016，29（10）：454-460.

笔记

026 经椎间孔入路治疗高位椎间盘脱出

病历摘要

患者，女，77岁。

[主诉] 间断腰痛伴右下肢放射痛及麻木感2年，加重2个月。

[现病史] 患者2年前无明显诱因出现腰部疼痛，伴右大腿前侧放射痛、麻木不适，平卧休息后症状可缓解，否认明显行走活动困难。之后症状间断出现，近2个月症状逐渐加重，行走困难，保守治疗效果欠佳，二便正常。

[查体] 步入病房，跛行步态，脊柱轻度侧弯畸形，下肢肌肉无肥大或萎缩，腰部屈伸活动受限。L_2/L_3水平棘突间压痛（＋），椎旁明显压痛（＋）。右大腿前侧皮肤感觉减退；双侧髂腰肌、股四头肌、股二头肌、胫前肌、踇背伸肌、小腿三头肌、腓骨长短肌肌力5级，双侧肌张力正常；双侧膝腱反射、跟腱反射正常引出，双侧Babinski征（－）。双侧直腿抬高试验（－），加强试验（－），右侧股神经牵拉试验（＋），双侧足背动脉搏动良好。VAS评分：腰痛4分，右下肢痛7分。ODI：55.6%。

[辅助检查]

（1）术前腰椎正侧过伸过屈位X线片：腰椎退行性改变，脊柱侧弯，无明显不稳（图26-1）。

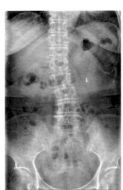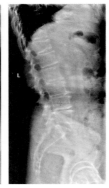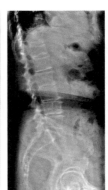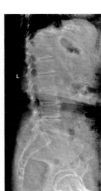

图 26-1　术前腰椎正侧过伸过屈位 X 线片

（2）术前腰椎 CT：L_2/L_3 椎间盘向上脱出（图 26-2）。

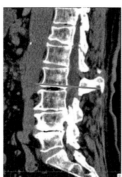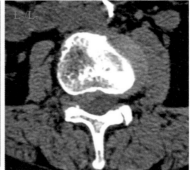

图 26-2　术前腰椎 CT

（3）术前腰椎 MRI：L_2/L_3 椎间盘向上脱出（图 26-3）。

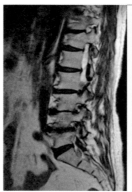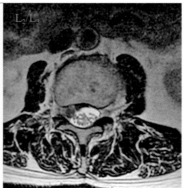

图 26-3　术前腰椎 MRI

［诊断］ 腰椎间盘突出症（L_2/L_3，右）；退变性脊柱侧凸。

［治疗经过］ 患者完善入院常规检查，排除手术禁忌证，在局部麻醉＋强化下行"L_2/L_3经皮穿刺内镜下髓核摘除术"。麻醉成功后患者取俯卧位，常规进行术区消毒铺巾，C臂透视下定位L_2/L_3节段。棘突旁开8 cm行1%利多卡因局部麻醉，C臂透视下用穿刺针穿刺直达L_3上关节突尖部，成功后取7 mm切口，顺次插入扩张套筒并建立工作通道，而后进行镜下椎间孔成形。成形满意后，采用射频刀头止血及对周围软组织进行皱缩处理。镜下探查见L_2/L_3椎间盘脱出，神经根受压并粘连。松解粘连神经并取出脱出髓核，硬膜囊复张良好，神经根充分松解。拔除工作套筒后缝合伤口，用无菌敷料包扎。术毕患者自诉右下肢疼痛较术前明显减轻（图26-4）。

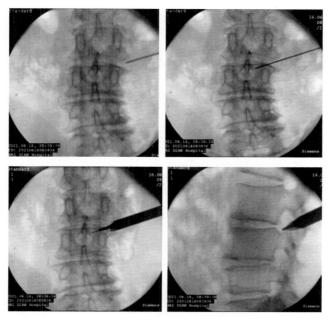

图26-4 术中穿刺及置工作管道图像

　　[随访]　术后腰椎 MRI：L_2/L_3 局部有少量伪影，脱出髓核摘除完整（图 26-5）。术后 VAS 评分：腰痛 1 分，右下肢痛 1 分。

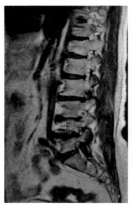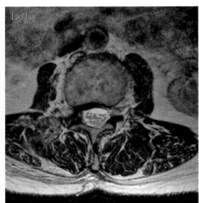

图 26-5　术后腰椎 MRI

病例分析

　　腰椎间盘突出症是临床常见疾病，其中"高位腰椎间盘突出"在国际上还没有准确定义，仍存在较大争议，大部分学者认为 L_1/L_2 及 L_2/L_3 为高位腰椎，高位腰椎间盘突出的发病率低，且平均发病年龄高于低位腰椎间盘突出。高位腰椎解剖结构特点如下：①高位腰椎关节面与低位腰椎关节面相比较而言更加平行于正中矢状面。②高位腰椎的出口神经根与硬膜囊之间的空间更加窄小，神经根较短而张力较高。③上腰椎椎管容积较小而硬膜囊体积较大，硬膜前间隙较小，硬膜囊内包含神经根、马尾神经、脊髓圆锥、腰骶膨大。④上腰椎椎板较窄，即使行椎板开窗术也可能导致关节突关节的过度丢失，从而可能造成患者的术后脊柱不稳定。⑤高位腰椎椎板上下边缘的距离较大。⑥上腰椎椎板间隙较窄、椎板下缘遮挡了前方更多的椎间盘层面。总体来讲，高位腰椎水平硬膜受压后缓冲余地较小，自行缓解的可能性较小，对具有典型症状、诊断明确、经保守治疗无效的病例，手术治疗为首选方法。目前临床治疗的常用手术方法包括传统开放后入路腰椎间盘切除术和经皮椎间孔镜下髓核摘除术。考虑到传统开放后入路腰椎间盘切除术对腰椎椎旁肌肉破坏大，术中出血量大，手术时间长及术后住院时间较长等缺点，近些年经皮椎间孔镜技术已在高位腰椎间盘突出治疗中得到广泛应用。

病例点评

高位椎间盘突出的内镜治疗在经皮腰椎内镜技术中是一个技术难点，其发病率明显低于 L_4/L_5、L_5/S_1 节段，上腰椎骨性椎管内横截面积比下腰椎相对较小，且神经根发出位置较椎间盘水平低，所以很多医生对于高位椎间盘突出的内镜下解剖结构并不熟悉，容易操作失误，造成神经损伤等严重后果。本例患者 L_2/L_3 椎间盘向上重度脱出，术中需充分探查才能达到完整切除，经椎间孔入路获得良好的探查空间，L_2/L_3 水平以下为马尾神经结构，硬膜囊可以承受较大压力，为内镜深入椎管操作提供更大空间，镜下解剖结构的边界辨识尤为重要。若对解剖结构不够熟悉，术中可通过透视来进行探查范围的定位。在探查过程中避免持镜的角度活动范围过大，尤其注意不要将内镜过度向头端倾斜，容易损伤出口神经根。此外，脱出髓核容易在椎管内发生粘连，在摘除髓核过程中若发现粘连应慢慢松解，切勿暴力操作，避免造成腹侧硬

笔记

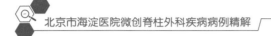

膜损伤，否则对于腹侧硬脊膜损伤的处理将十分棘手。对于游离髓核，内镜摘除后通常伴随局部出血而导致视野不佳，所以术中调整水流压力及充分止血也是手术完成的关键步骤。

参考文献

1. 李玉伟，王海蛟，王义生，等. PTED 与 TLIF 治疗高位腰椎间盘突出症的效果比较. 中华医学杂志，2018，98（2）：113-116.

2. XIE P，FENG F，CHEN Z，et al. Percutaneous transforaminal full endoscopic decompression for the treatment of lumbar spinal stenosis. BMC Musculoskelet Disord，2020，21（1）：546.

3. LI Z Q，ZHANG C，CHEN W，et al. Percutaneous endoscopic transforaminal discectomy versus conventional open lumbar discectomy for upper lumbar disc herniation：a comparative cohort study. Biomed Res Int，2020，2020：1852070.

4. AHN Y，LEE S H，LEE J H，et al. Transforaminal percutaneous endoscopic lumbar discectomy for upper lumbar disc herniation：clinical outcome，prognostic factors，and technical consideration. Acta Neurochir，2009，151（3）：119-206.

5. 张同会，李涛，李绪贵，等. 经皮内镜下经椎间孔入路治疗高位腰椎间盘突出症 21 例. 中国中医骨伤科杂志，2020，28（10）：70-74.

6. 郑勇，王建，袁超，等. 微创经椎间孔腰椎间融合术治疗高位腰椎间盘突出症. 中国修复重建外科杂志，2014，29（4）：480-484.

笔记

027 经椎弓根入路治疗游离型腰椎间盘突出症

病历摘要

患者，女，45 岁。

[主诉] 间断左下肢放射痛及麻木 1 年，加重 3 个月。

[现病史] 患者 1 年前无明显诱因出现左下肢放射痛及麻木不适，平卧休息可缓解，否认双下肢无力、行走困难等不适，咳嗽震动时无明显疼痛加重，患者曾于外院就诊并行局部理疗、卧床休息、口服药物等对症支持治疗，症状部分缓解。3 个月前自觉左下肢放射痛及麻木加重，保守治疗效果不佳，否认双下肢无力，二便正常。

[查体] 步入病房，正常步态，脊柱外观无畸形，肌肉无肥大或萎缩，腰部屈伸、旋转活动受限。各棘突间及椎旁无明显压痛。左侧小腿外侧、足背及第一、第二足趾间区皮肤感觉减退，左侧踇背伸肌肌力 4 级，双侧肌张力正常，双侧膝腱反射、跟腱反射正常引出，双侧 Babinski 征（－）。左侧直腿抬高试验（＋，40°），加强试验（＋）。双侧股神经牵拉试验（－），双侧足背动脉搏动良好。VAS 评分：左下肢痛 7 分。ODI：60%。

[辅助检查]

（1）术前腰椎正侧过伸过屈位 X 线片见图 27-1。

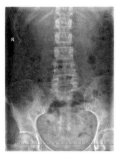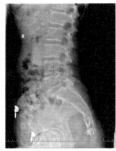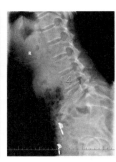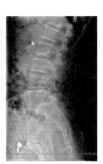

图 27-1　术前腰椎正侧过伸过屈位 X 线片

（2）术前腰椎 CT：L_4/L_5 椎间盘脱出，L_5 峡部裂（图 27-2）。

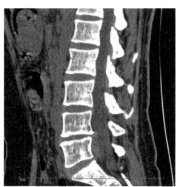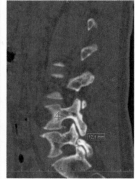

图 27-2　术前腰椎 CT

（3）术前腰椎 MRI：L_4/L_5 椎间盘脱出（图 27-3）。

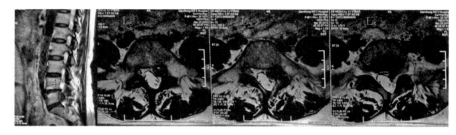

图 27-3　术前腰椎 MRI

［诊断］　腰椎间盘突出症（L_4/L_5，左），腰椎峡部裂（L_5，左）。

［治疗经过］　患者完善入院常规检查，排除手术禁忌证，在局部麻醉＋强化下行"L_4/L_5 经椎弓根入路腰椎内镜下椎间盘切除

笔记

术"，患者取俯卧位，常规进行术区消毒铺巾，C 臂透视下定位 L_4/L_5 节段。棘突左侧旁开 12 cm 行 1% 利多卡因局部麻醉，C 臂透视下用穿刺针穿刺直达 L_5 左侧椎弓根中部，成功后取 7 cm 切口，顺次插入扩张套筒建立通道，并用逐级环锯于 L_5 左侧椎弓根中部进行成形。建立骨性工作通道后将工作套筒置入其内，置入腰椎内镜并探查见椎间盘巨大脱出（脱出位置为神经根管，椎间盘卡压神经根于骨性管道内），局部黄韧带肥厚，神经根受压，术中再次用动力磨钻系统削磨部分椎弓根扩大操作视野，髓核钳取出脱出髓核，用双极球形射频消融电极进行止血，探查神经根见无明显压迫后拔除工作套管，缝合伤口，使用无菌敷料包扎（图 27-4）。

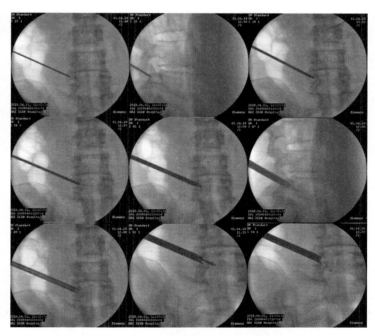

图 27-4 术中穿刺及置工作套管透视

［随访］

（1）术后腰椎 MRI：髓核摘除完整（图 27-5）。

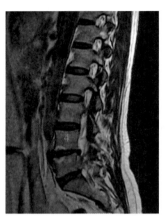

图 27-5　术后腰椎 MRI

（2）术后 3 天腰椎 CT 及三维重建：工作路径精确，关节突关节及峡部保护良好（图 27-6）。

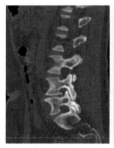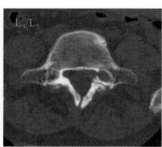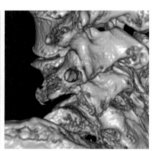

图 27-6　术后 3 天腰椎 CT 及三维重建

（3）术后 2 年腰椎正侧过伸过屈位 X 线片：无明显不稳（图 27-7）。

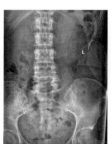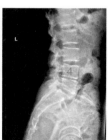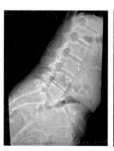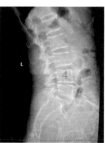

图 27-7　术后 2 年腰椎正侧过伸过屈位 X 线片

（4）术后 2 年腰椎 CT 三维重建：经椎弓根工作路径骨质愈合良好（图 27-8）。

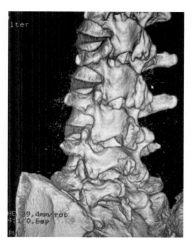

图 27-8　术后 2 年腰椎 CT 三维重建

（5）术后 2 年随访 VAS 评分：左下肢痛 0 分。 ODI：0%。

病例分析

　　腰椎间盘突出症是临床常见疾病，而腰椎间盘脱垂可向头侧、尾侧甚至背侧等多个方向脱垂移位，重度脱垂移位及椎管内占位严重的病例因减压不彻底可能导致疗效不满意，因此严格把握不同脊柱内镜入路治疗脱垂型椎间盘突出的适应证甚为重要。随着脊柱内镜技术及器械的迅猛发展，经椎间孔脊柱内镜下摘除轻度脱垂髓核已非常成熟。但在实际临床工作中发现，摘除远端重度脱垂髓核时由于极度尾倾摆动套管易造成对出口根的挤压，而经椎弓根入路为脊柱内镜下摘除远端重度脱垂髓核开拓了新路径。经椎弓根入路的侧路内镜治疗方法国内鲜有报道，术者使用逐级环锯及镜下磨钻完全经下位椎弓根磨出骨性工作通道，使得内镜进入其他技术无法达到的区域，直接面对突出髓核及受压神经根，摘除突出髓核后可有效松解受压神经根，避免了突出物的残留，术后 MRI 证实突出物被完全摘除。但该区域神经根缺乏黄韧带及脂肪的保护，手术过程对术者手术能力要求较高，需要有较为熟练的操作能力，年轻患者的椎弓根骨质较硬，常规环锯可能磨除椎弓根困难，可改用动力系统。

病例点评

Lee 等依据术前 MRI 矢状位影像上突出物与椎间隙的距离和突出的方向将脱垂型椎间盘突出物的位置分为 4 区（图 27-9）：1 区，上位椎弓根下切迹至下方 3 mm；2 区，上位椎弓根下切迹 3 mm 至上位椎体下终板水平；3 区，下位椎体上终板至同一椎弓根水平中线；4 区，下位椎弓根的水平中线至同一椎弓根下缘。椎间盘移位至 1 区和 4 区时定义为重度游离脱垂型。近年来脊柱内镜技术因其创伤微小、减压精准、康复快的特点普遍在临床迅速开展。目前椎间孔及椎板间隙是主要的入路途径，但在特殊类型腰椎间盘突出症的治疗中也显现出一些问题，比如由于腰椎固有解剖结构及硬质工作管道的限制，内镜摘除脱垂型髓核残留率较高，有文献报道重度脱垂（1 区和 4 区）残留率为 15.7%，低度脱垂（2 区和 3 区）残留率为 3.7%。本病例已向远端脱垂至 4 区且有峡部裂，手术过程应注意两点：①如何完整取出脱出髓核。②患者已存在峡部裂，但无腰椎失稳表现，如何尽量避免破坏患者稳定性结构以免造成医源性腰椎失稳。最终本病例创新性地采取了经椎弓根入路腰椎内镜髓核切除术，进入椎管后可以直接面对脱出髓核，便于摘除，并且不用关节突成形，避免了对关节突关节的破坏，保护了腰椎的稳定性。当然术前设计也是十分重要的环节，椎弓根高度测量尤为关键，要保证大于工作通道直径且上下留有骨连接，而具体上下留多少高度则需进一步的研究数据来证明。

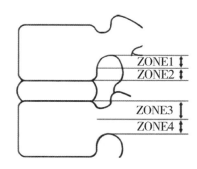

图 27-9　脱垂型椎间盘突出物的位置分区

参考文献

1. 姚兴旺，李亚伟，王冰，等. 全内镜下可视化经椎弓根上切迹入路手术治疗腰椎侧隐窝狭窄症的疗效分析. 中国脊柱脊髓杂志，2020，30（7）：589-595.

2. CHEN C M，LIN G X，SHARMA S，et al. Suprapedicular retrocorporeal technique of transforaminal full-endoscopic lumbar discectomy for highly downward-migrated disc herniation. World Neurosurg，2020，143：e631-e639.

3. WANG D，PAN H，HU Q，et al. Percutaneous endoscopic transpedicle approach for herniated nucleus pulposus in the lumbar hidden zone. Asian J Endosc Surg，2017，10（1）：87-91.

028 经椎间孔入路腰椎内镜治疗 高位椎间盘突出症

病历摘要

患者，男，42 岁。

[主诉] 腰痛伴双下肢疼痛、无力 4 个月。

[现病史] 患者 4 个月前劳累、过度用力后出现腰痛伴双下肢疼痛，疼痛放射至大腿外侧，伴抬腿无力感，曾行局部理疗、卧床休息、口服止痛药物等保守治疗 3 个月，症状缓解不明显且逐渐加重，遂来我院急诊就诊。睡眠不佳、饮食及二便正常。

[查体] 轮椅推入病房，双下肢感觉正常，鞍区感觉正常，右侧髂腰肌、股四头肌、股二头肌肌力 3 级，左侧髂腰肌肌力 4 级，余下肢肌肉肌力 5 级，双侧直腿抬高试验（+，45°），双侧股神经牵拉试验（+），生理反射存在。病理反射未引出。VAS 评分：腰痛 5 分，下肢痛 6 分。ODI：61.3%。

[辅助检查]

（1）术前腰椎正侧位、过屈过伸位 X 线片：腰椎退行性改变，腰椎生理曲度存在，无明显节段性不稳定（图 28-1、图 28-2）。

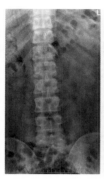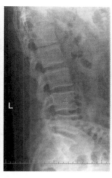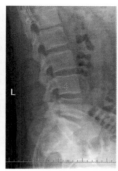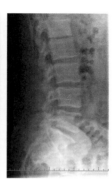

图 28-1　术前腰椎正侧位 X 线片　　　　　图 28-2　术前腰椎过屈过伸位 X 线片

（2）术前腰椎 MRI：L_1/L_2 椎间盘脱出（图 28-3）。

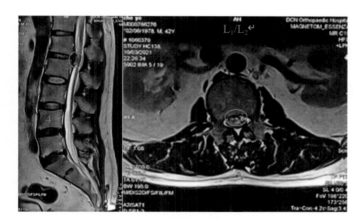

图 28-3　术前腰椎 MRI

（3）术前腰椎 CT：L_1/L_2 椎间盘未见明显钙化（图 28-4）。

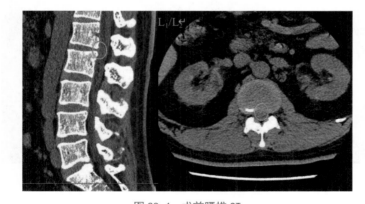

图 28-4　术前腰椎 CT

［诊断］ 腰椎间盘突出症（L_1/L_2）；不完全性瘫痪。

［治疗经过］ 患者入院后完善术前检查，无手术禁忌，于局部麻醉＋强化麻醉下行侧入路经皮内镜下腰椎间盘髓核切除术。术中 C 臂透视下定位 L_1/L_2 椎体间隙并在体表标记。棘突右侧旁开 8 cm 行 1% 利多卡因＋罗哌卡因局部麻醉，C 臂透视下使用一次性穿刺针穿刺直达 L_2 右侧上关节突尖部，置入一次性导丝后沿导丝取 7 mm 切口，顺次插入扩张套筒建立通道，置入内镜，使用可视化环锯在对上关节突腹侧进行部分磨除，扩大椎间孔区域，直至进入椎管内，可见椎间盘脱出，神经根受压并与周围组织粘连，伴水肿充血。使用镜下椎板咬骨钳和髓核钳处理黄韧带并切除压迫神经的椎间盘，对周围纤维环进行处理，逐步分离粘连部分，松解粘连神经根，镜下见硬膜囊及神经根完全松解（图 28-5）。术后复查腰椎 MRI 示硬膜囊及神经根减压充分。患者术后 5 天出院，出院时右侧髂腰肌、股四头肌、股二头肌肌力恢复至 4 级，左侧髂腰肌肌力恢复至 4+ 级，直腿抬高试验（－）、股神经牵拉试验（－）。

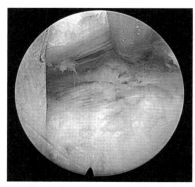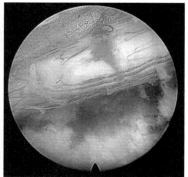

图 28-5　镜下神经根充分松解

［随访］

（1）术后腰椎 MRI：脱出髓核摘除完整（图 28-6）。VAS 评分：腰痛 2 分，下肢痛 1 分。

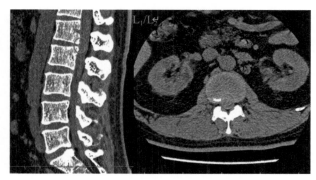

图 28-6　术后腰椎 MRI

（2）术后 3 个月复查腰椎 MRI：突出椎间盘充分切除，硬膜囊充分复张（图 28-7）。VAS 评分：腿痛 0 分，腰痛 1 分。ODI：13.5%。

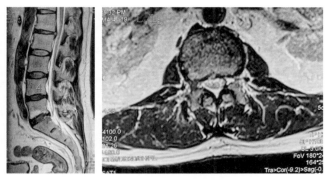

图 28-7　术后 3 个月复查腰椎 MRI

病例分析

高位腰椎间盘突出是指位于 L_1/L_2 及 L_2/L_3 水平的椎间盘突

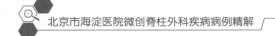

出，高位腰椎间盘突出的特点是表现为无法明确责任节段的肌力下降或反射异常的多根神经病。这种多根神经病可能与高位椎间盘突出导致多个神经根受累相关。临床症状相对多变，很少表现出局部疼痛或感觉异常。该病例出现腰痛伴双下肢疼痛、无力，查体发现多发双下肢肌力下降，符合多根神经根受累表现，结合影像学典型的 L_1/L_2 椎间盘突出表现，高位腰椎间盘突出症诊断明确。

由于 L_2、L_3 及部分 L_4 脊神经根是股神经的主要组成部分，股神经牵拉试验阳性是高位腰椎间盘突出较好的诊断方法，84%～94% 的高位腰椎间盘突出股神经牵拉试验可出现阳性。有症状的高位腰椎间盘突出与低位腰椎间盘突出相比，股神经牵拉试验更可能出现阳性结果。同时，脊髓圆锥的位置与高位腰椎间盘突出可能会引起小便失禁等泌尿系统症状。

MRI 和 CT 等影像学检查是诊断病变和确定病变准确位置的关键。MRI 能够清楚地显示脊髓圆锥的位置和高位腰椎水平的病变。因此，对上腰椎间盘突出症患者的术前仔细检查有助于鉴别诊断和预防误诊。脊髓圆锥位置水平较低时，可累及多个脊神经根或脊髓圆锥。高位腰椎间盘突出可对脊髓造成直接压迫，手术入路的选择非常困难。手术入路的选择是治疗高位腰椎间盘突出症的重要问题。决定手术入路的主要因素包括椎间盘的大小、位置、钙化程度、外科医生的经验、脊髓变形程度及患者的一般情况。由于椎间盘突出的影像学表现和临床表现可能存在明显的差异，需要全面且准确的检查，以避免误诊。该患者为体力劳动者，

笔记

开放手术创伤大，术后康复速度慢，无法满足患者快速复工复产的需求，微创经皮内镜下椎间盘切除能够在直视下观察手术野，对组织的创伤小，术后康复快，术后能早期恢复工作和正常生活。

📋 病例点评

该病例诊断明确，但需要注意的是高位腰椎间盘突出相较于低位腰椎间盘突出存在很多特别的表现，仅凭临床症状常常无法定位到准确的责任节段。与下腰椎相比，上腰椎运动相对较少，因此其发生椎间盘退变的可能性较小，椎间盘突出的可能性较低。发生高位腰椎间盘突出的患者常为高龄患者，且伴脊柱序列的失常（如压缩性骨折、椎体侧方滑脱和前滑脱等），使得高位腰椎间盘产生生物力学和应力改变，导致椎间盘突出。该患者长期劳累工作，过度用力后发病，引起高位椎间盘生物力学性质改变，诱发高位椎间盘突出。

对于高位腰椎间盘突出症的治疗常采用开放腰椎后路椎间盘切除术或显微镜辅助下腰椎间盘切除术。但是，由于高位腰椎间盘突出患者的脊柱生物力学的改变、手术对于骨性结构和椎旁肌肉的破坏，使得相当一部分患者无法获得良好的腰背痛和神经根性疼痛的缓解，甚至需要融合手术来达到满意的治疗效果。经皮内镜下腰椎间盘切除术通过软组织扩张建立手术通道，在内镜直视下摘除突出的髓核。该手术不仅减少了疼痛刺激，而且减少椎间盘的内部压力，为纤维环收缩愈合创造了一个良好的环境。与传统的融合手术相比，经皮内镜椎间盘切除术创伤小。如果操作

笔记

得当，内镜手术入路不会损害背部重要的肌肉功能，高位腰椎的椎间孔通常较下位宽大，L_2 上关节突较小，无须过多切除，缩小了椎间孔成形的范围，可把对脊柱的生物力学功能的破坏降到最低，保留腰椎运动节段的功能。因此，经皮内镜下椎间盘切除术是一种安全有效的治疗高位腰椎间盘突出症的手术选择。成人脊髓圆锥通常终止于 L_1/L_2 椎间盘后方，在术前计划时应通过 MRI 检查明确圆锥位置，避免术中对于圆锥的直接刺激。

参考文献

1. ELKATATNY A，HAMDY T M，MOENES K M. Comparison between results of microdiscectomy and open discectomy in management of high-level lumbar disc prolapse. Open Access Maced J Medi Sci，2019，7（17）：2851-2857.

2. SABERI H，ISFAHANI A V. Higher preoperative oswestry disability index is associated with better surgical outcome in upper lumbar disc herniations. Eur Spine J，2008，17（1）：117-121.

3. BIEZYNSKI B，SMITH A. The unique characteristics of "upper" lumbar disc herniations. Neurosurgery，2004，55（2）：385-389.

029 椎板间入路治疗巨大腰椎间盘突出

病历摘要

患者，男，41岁。

[主诉] 腰痛20年，加重伴左下肢疼痛、麻木1年余。

[现病史] 患者20年前搬动重物后出现腰痛，间歇性发作。未规律治疗，症状可自行好转。1年余前无明显诱因出现腰部疼痛加重，伴左下肢疼痛、麻木感，疼痛放射至大腿前方、小腿外侧处，麻木位于小腿外侧、足底处，曾行局部理疗、卧床休息、口服止痛药物等保守治疗，症状逐渐加重，遂来我院门诊就诊。睡眠差、饮食及二便正常。

[查体] 跛行步态，前屈强迫体位，腰部屈伸活动明显受限，左侧屈可引发左下肢疼痛症状，左小腿外侧、膝盖处皮肤感觉较对侧减弱，鞍区感觉正常。双下肢肌力5级，右侧膝腱反射活跃，左侧膝腱反射减弱。病理反射未引出。VAS评分：腰痛10分，下肢痛7分。ODI：85%。

[辅助检查]

（1）术前腰椎正侧位、过屈过伸位X线片：腰椎退行性改变，骶椎腰化（图29-1、图29-2）。

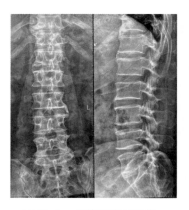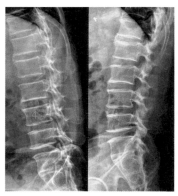

图 29-1　术前腰椎正侧位　　　图 29-2　术前腰椎过屈过伸位
　　　　　X 线片　　　　　　　　　　　　 X 线片无明显不稳

（2）术前腰椎 CT：L_5/S_1 椎间盘突出伴钙化（图 27-3）。

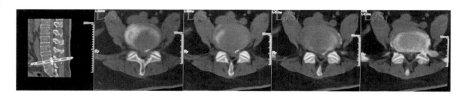

图 29-3　术前腰椎 CT

（3）术前腰椎 MRI：L_5/S_1 椎间盘突出，左侧硬膜囊及神经根受压（图 29-4）。

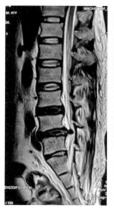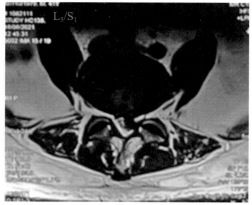

图 29-4　术前腰椎 MRI

笔记

［诊断］　腰椎间盘突出症（L_5/S_1，左）；骶椎腰化。

［治疗经过］　患者入院后完善术前检查，无手术禁忌证，于全身麻醉下行后入路经皮内镜下腰椎间盘髓核切除术，术中 C 臂透视下定位 L_5/S_1 椎板间隙并在体表标记。C 臂透视下应用一次性穿刺针逐层穿刺，穿刺针直达 L_5/S_1 间隙右侧黄韧带背侧，沿穿刺针取 7 mm 切口，顺次插入扩张套筒建立通道（图 29-5），建立通道后将工作套筒置入椎管内，直达背侧椎板间隙，置入内镜，髓核钳切除增生黄韧带，探查见小关节明显增生，神经根与周围组织粘连，伴水肿充血，逐步分离粘连部分，在套筒保护下应用镜下环锯切除小关节增生内壁，并逐渐伸入工作套筒，行侧隐窝潜行减压，可见神经根松解，侧隐窝扩大成形。钝性保护神经根后探查见椎间盘脱出伴钙化（图 29-6），卡压神经根，用髓核钳和镜下骨刀切除椎间盘及钙化，逐步分离粘连部分，松解粘连神经根，镜下见硬膜囊神经根完全松解（图 29-7、图 29-8）。术后腰椎 MRI 检查可见椎间盘充分切除，椎管充分减压（图 29-9）。VAS 评分：腰痛 1 分，下肢痛 0 分。ODI：10%。

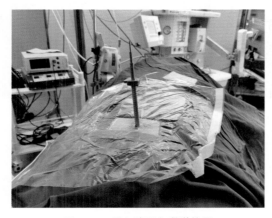

图 29-5　后入路置入通道位置

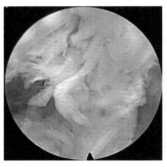
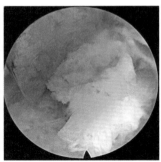

图 29-6　镜下探查并使用镜下骨刀处理突出伴钙化的椎间盘

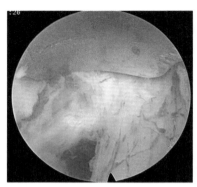
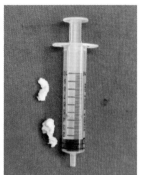

图 29-7　镜下探查神经根充分松解　　图 29-8　取出脱出髓核

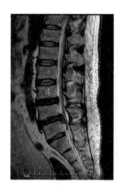
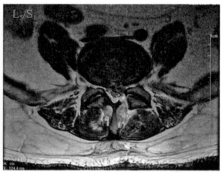

图 29-9　术后复查腰椎 MRI

［随访］　术后 3 个月复查腰椎 MRI：突出椎间盘切除，硬膜囊充分复张（图 29-10）。VAS 评分：腰痛 1 分，下肢痛 0 分。ODI：10%。

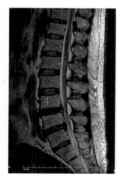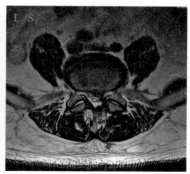

图 29-10　术后 3 个月复查腰椎 MRI

病例分析

　　腰椎间盘突出症是导致坐骨神经痛最常见的病因，人群发病率为每年 1%～5%，腰椎间盘突出的主要症状和体征包括沿一个或多个腰骶神经根分布的疼痛、感觉异常、无力和局部性麻痹，常出现躯干屈曲受限，坐着、紧张、咳嗽和打喷嚏时腿痛加重等症状。急诊手术指征是进行性和显著的下肢无力或马尾综合征。当未出现以上症状时，腰椎间盘突出的首选治疗是非手术治疗，包括休息、药物治疗、物理治疗和经椎间孔或硬膜外类固醇注射。当影像学检查确认腰椎间盘突出，与临床表现一致，并经过 6 周的保守治疗后不能改善时，应当考虑手术治疗。巨大腰椎间盘突出是腰椎间盘突出的一种，通常指突出物超过腰椎管矢状径的 50%。微创脊柱内镜技术能够提供优质和清晰的脊柱精细解剖图像，对于病理性改变的判断和诊断更加准确，同时减少手术创伤、缩短手术时间、加快术后恢复，使患者能更早地重返工作岗位。随着目前工作强度的不断增加和患者对微创的要求愈发强

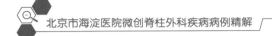

烈，脊柱内镜手术已然成为治疗腰椎间盘突出症的较为常规的手术方式。而巨大腰椎间盘突出的椎管侵占率较高，容易出现移位、残留等，影响手术操作，术中及术后应当仔细辨认是否完全清除突出髓核组织、是否有所残留、疼痛等神经症状是否缓解等。

📋 病例点评

巨大腰椎间盘突出根据椎间盘突出的位置（椎间孔内、椎管内、神经根、马尾神经或圆锥），可能会表现出不同的症状。MRI 是影像学诊断的首选方法，由于突出椎间盘经常伴钙化或骨化，术前应完善 CT 检查。突出的巨大椎间盘会对神经结构造成严重的压迫，甚至出现不可逆的损伤，因此建议早期进行手术切除。对于腰椎间盘突出症的手术治疗有不同的方法。椎间盘突出物的大小与手术方式和手术入路间不存在明确的适应证或禁忌证，不同技术的使用取决于不同的因素，如外科医生的能力、医院配套医疗设备等。但不论是微创手术或是开放手术，均能获得良好的临床疗效，微创手术相较于开放手术出血量更少、术后康复更快且住院时间更短。对于 L_5/S_1 椎间盘突出症患者，大多数患者的后外侧入路受限于高髂嵴、小关节突增生、横突肥大、横突间隙狭窄等诸多因素，而 L_5/S_1 椎板间窗与椎间隙多位于同一水平上，因此，经皮椎板间入路内镜下椎间盘切除术（percutaneous endoscopic interlaminar discectomy，PEID）成为 L_5/S_1 微创手术的首选方式。椎板间入路更符合外科医生的手术习惯,能充分暴露椎管内病变,手术视野相对清晰,探查范围广,突出的椎间盘组织可以完全切除,神经根充分松解，达到充分减压的目的。椎板间入路可以采用腋下进入并适度减压后再进行神经根的游离、牵拉，减小神经根张力，腋下和肩上探查减压均可完成，硬膜囊和马尾神经的可牵拉性较高，可避免神经根的过度牵拉。椎板间入路能够做到标准化手术操作流程，安全性高，全身麻醉手术可以避免术中患者因疼痛不适出现过度活动而导致视野丢失、腹压增高等影响手术操作的情况发生。后路微创手术中水流可能直接冲击硬膜囊，并且术中需要对硬膜囊和神经根进行牵拉，全身麻醉可以有效避免类脊髓高压的发生，全面提升患者的舒适度，保证手术安全有效地进行。

参考文献

1. KONG W, CHEN T, YE S, et al. Treatment of L_5-S_1 intervertebral disc herniation with posterior percutaneous full-endoscopic discectomy by grafting tubes at various positions via an interlaminar approach. BMC Surg, 2019, 19（1）: 124.

2. NIE H, ZENG J, SONG Y, et al. Percutaneous endoscopic lumbar discectomy for L_5-S_1 Disc Herniation via an interlaminar approach versus a transforaminal approach: a prospective randomized controlled study with 2-year follow-up. Spine（Phila Pa 1976）, 2016, 41（Suppl 19）: B30-B37.

3. TU Z, LI YW, WANG B, et al. Clinical outcome of full-endoscopic interlaminar discectomy for single-level lumbar disc herniation: a minimum of 5-year follow-up. Pain Physician, 2017, 3（20）: E425-E430.

030 ISEE 腰椎内镜经椎间孔入路治疗巨大腰椎间盘突出

病历摘要

患者，男，22岁。

[主诉] 腰痛伴左下肢放射痛9月余，加重并右下肢疼痛、麻木及无力感2周。

[现病史] 患者9月余前无明显诱因出现腰痛，伴左下肢放射痛，疼痛自左臀部后方向左小腿外侧放射，呈持续性酸胀不适，站立行走后疼痛加重。行腰椎 MRI 提示 $L_4 \sim S_1$ 椎间盘突出，L_4/L_5 为著，左侧神经根受压。2周前自觉腰部疼痛突然加重，伴右小腿外侧放射痛及麻木，右踇趾背伸无力，偶有阴茎麻木，自行休息后症状缓解不佳，复查腰椎 MRI 提示 $L_4 \sim L_5$ 间隙椎间盘突出较前加重。急诊以"腰椎间盘突出症"收入院。

[查体] 患者步入病房，跛行步态，脊柱腰段未见明显畸形，L_4-S_1 双侧椎旁压痛（＋），叩击痛（＋）。腰椎后伸及侧屈活动受限。双下肢直腿抬高试验（＋，30°），加强试验（＋）。双侧股神经牵拉试验（－）。双侧足背动脉搏动可。双下肢皮肤感觉无明显减退。右踇背伸肌力4级，其余双下肢肌力、肌张力无明显异常。双侧膝腱、跟腱反射活跃，双侧 Babinski 征（－）。ODI：76%。VAS 评分：腰痛2分，左下肢7分，右下肢4分。

[辅助检查]

（1）术前腰椎正侧位 X 线片见图 30-1。

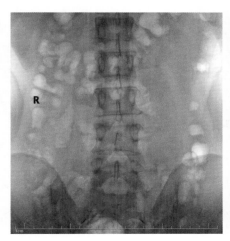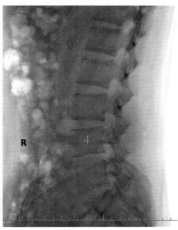

图 30-1　术前腰椎正侧位 X 线片

（2）术前腰椎 CT：L_4/L_5 椎间盘脱出突出，压迫神经根及硬膜囊。L_5/S_1 椎间盘轻度突出（图 30-2）。

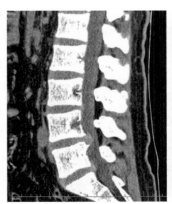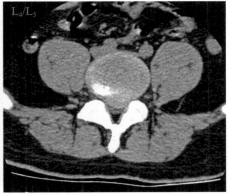

图 30-2　术前腰椎 CT

（3）术前腰椎 MRI：L_4/L_5 椎间盘脱出（图 30-3）。

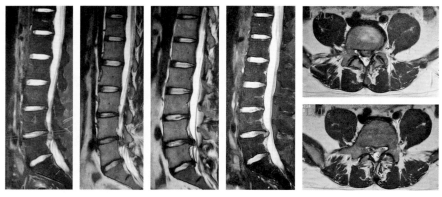

图 30-3　术前腰椎 MRI

［诊断］　腰椎间盘突出症（L_4/L_5 椎间盘脱出）。

［治疗经过］　入院后积极完善术前检查，无手术禁忌证，在局部麻醉＋强化下行经皮腰椎间盘髓核切除术（$L_4 \sim L_5$）。经左侧椎间孔入路行 L_5 上关节突成形，并置入工作通道。术中探查可见硬膜囊腹侧脱出髓核，摘除脱出髓核，L_5 走行神经根松弛后，可见纤维环裂口，继续行硬膜腹侧减压直至对侧，探查对侧神经根松解良好后，充分止血，手术结束（图 30-4）。

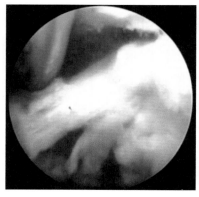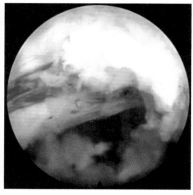

图 30-4　镜下视野（左图可见纤维环裂口，右图可见解除压迫后松弛的神经根）

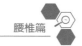

[随访]

（1）术后复查腰椎 CT 见图 30-5。

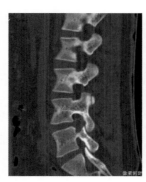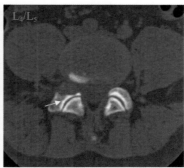

图 30-5　术后复查腰椎 CT（白色尖头所示为上关节突成形区域）

（2）术后复查腰椎 MRI：双侧突出髓核摘除彻底（图 30-6）。

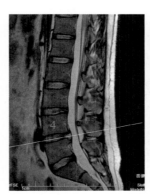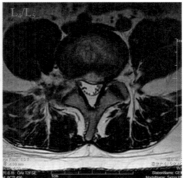

图 30-6　术后复查腰椎 MRI（可见双侧突出髓核摘除彻底）

（3）术后 1 个月、3 个月电话随访，VAS：双下肢放射痛 0 分，
ODI：34%。

病例分析

　　巨大腰椎间盘突出是腰椎间盘突出症中的一种较特殊的类型，根据 CT 及 MRI 检查，突出的椎间盘或髓核组织向椎管侵占超过

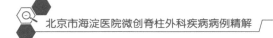

其矢状径的 50% 或椎管完全阻塞均可称为巨大腰椎间盘突出。患者常伴外伤史，临床表现除双下肢根性痛外，常合并二便异常、鞍区麻木等马尾综合征表现。本例患者表现为双下肢放射痛合并阴茎麻木，尚无明显排便异常表现。

巨大腰椎间盘突出可行保守治疗和手术治疗。保守治疗主要是缓解疼痛，等待髓核自行吸收，但是在此期间由于神经持续性受压，常容易导致其不可逆性损伤，且本患者已经出现马尾综合征表现，早期手术解除神经受压较为迫切。手术治疗分为传统后入路腰椎管减压椎间植骨融合内固定术、椎板开窗减压术、经皮内镜下椎间盘髓核切除椎管减压术。完全开放式手术毫无疑问可以彻底切除椎间盘、充分椎管减压，但是该患者较年轻，为其保留一定的运动节段较重要，因此我们选择微创腰椎内镜手术。

微创腰椎内镜手术入路有经椎间孔入路及经椎板间入路，如何选择入路是临床常见的问题。Lee 等的研究显示椎管内巨大脱出及高度游离型椎间盘突出症者经椎间孔入路有高达 15.7% 的手术失败率，并提出对于脱出超出上位椎弓根下缘和游离超出下位椎弓根中部者不主张采用椎间孔入路，因此部分学者会选择椎板间入路，其优点是能够更安全地对本侧椎管进行大范围探查，但是有硬膜的遮挡，无法探查到对侧神经根。对于本例患者，其突出为宽基底型，上下脱出游离并未超过椎弓根，因此经椎间孔入路探查头尾端脱出髓核较为容易，且该患者有双侧根性症状，经椎间孔入路可以在处理本侧的同时，兼顾探查对侧是否存在髓核脱出或神经根受压。

笔记

病例点评

本例患者行经椎间孔入路腰椎间盘髓核切除椎管减压术，由于突出物较大，一般在镜下发现髓核结构，并确认不损伤神经根的情况下，先取出部分脱出，之后椎管内压力即可降低，也更易于辨认盘黄间隙及神经根走行。处理过程中可见纤维环中部一较大裂口，这可能是本例患者椎间盘脱出的原因。同时由于 Isee 的套管较细小，有机会进一步探查对侧神经根及椎间盘情况，避免了后路手术的分两侧操作，缩短手术时间并减少创伤。在椎间隙的处理上，由于术中取出的髓核质量较差，该节段有一定复发风险，故术中应充分取出椎间隙内游离髓核，以降低复发风险。术后 MRI 可见双侧脱出髓核切除充分，术后给予患者护具保护，避免久坐，避免腰部过大幅度活动。可视化椎间孔成形技术能按需切除关节突，巨大脱出者建议分块去除，以减少髓核拖拽过程中对神经根造成挤压损伤。本例患者为 L_4/L_5 节段椎间盘脱出，椎板间窗较小，后路手术不适宜，突出类型为宽基底型，故采用侧路手术可充分显露突出物，使减压更具优势。

参考文献

1. LEE S H, KANG B U, AHN Y, et al. Operative failure of percutaneous endoscopic lumbar discotomy: a radio-logic analysis of 55 cases. Spine, 2006, 31（10）: 285-290.

2. LEE S, KIM S K, LEE S H, et al. Percutaneous endoscopic lumbar discectomy for migrated disc herniation: classification of disc migration and surgical approaches. Eur Spine J, 2007, 16（3）: 431-437.

031　UBE 内镜下腰椎融合术治疗腰椎间盘突出症

病历摘要

患者，女，64 岁。

[主诉]　间断腰痛伴左下肢放射痛 4 年，加重 1 个月。

[现病史]　患者 4 年前无明显诱因出现腰部酸痛，伴左下肢放射痛，否认双下肢麻木、无力等不适，曾于外院行腰椎间盘射频治疗后症状有所缓解，1 个月前自觉腰部及左下肢疼痛突然加重，左下肢疼痛可达左大腿前外侧，咳嗽震动时疼痛症状加重，保守治疗后症状缓解不佳。

[既往史]　既往行腰椎间盘射频消融术。

[查体]　步入病房，跛行步态，L_2-L_4 棘突间压痛、左侧椎旁压痛、叩击痛（+），左下肢直腿抬高试验（+，45°），加强试验（+），左股神经牵拉试验（+），左大腿前外侧感觉减退，左髂腰肌力 4 级，余肢体肌力 5 级，双足背动脉搏动良好，双侧膝腱反射、双侧跟腱反射正常引出，双侧 Babinski 征（-）。术前 VAS 评分：腰痛 4 分，下肢痛 7 分。ODI：62%。

[辅助检查]

（1）术前腰椎正侧过伸过屈位 X 线片：腰椎曲度变直，侧弯畸形，L_2/L_3 椎间隙变窄（图 31-1）。

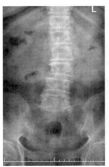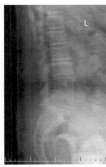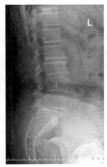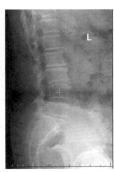

图 31-1　术前腰椎正侧过伸过屈位 X 线片

（2）术前腰椎 CT：腰椎退行性变，L_2/L_3 椎间隙骨质增生明显，双侧隐窝狭窄（图 31-2）。

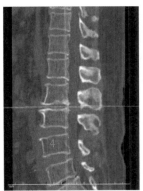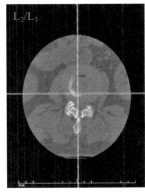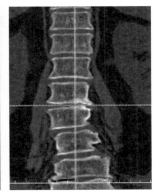

图 31-2　术前腰椎 CT

（3）术前腰椎 MRI：L_2/L_3 腰椎间盘突出，压迫硬膜囊及神经根（图 31-3）。

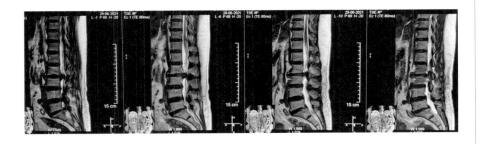

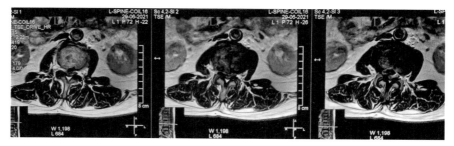

图 31-3　术前腰椎 MRI

（4）骨密度检查：骨质疏松（图 31-4）。

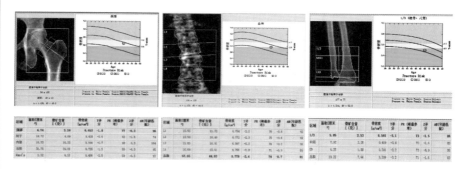

图 31-4　骨密度检查

[诊断]　腰椎间盘突出症（L_2/L_3 左）；腰椎射频术后（L_2/L_3）。

[治疗经过]　患者入院后完善术前检查，无手术禁忌证，在全身麻醉下行经皮单侧双通道内镜下腰椎间盘切除＋椎间植骨、融合器植入＋经皮椎弓根钉内固定术，C 臂透视下定位 L_2、L_3 右侧椎弓根并经皮置入穿刺针（图 31-5），C 臂透视下证实位置良好后沿穿刺针置入导针并拔出穿刺针，沿导针经皮拧入 2 枚椎弓根螺钉，C 臂透视下证实椎弓根螺钉位置良好，于左侧 L_2 及 L_3 椎弓根内侧缘分别取纵行切口作为观察孔与操作孔，术中探查 L_2/L_3 左侧椎板间窗，镜下应用射频消融电极清理术野，应用磨钻以及咬骨钳切除部分 L_2 椎板下缘、L_2/L_3 关节突关节内侧壁及 L_3

笔记

椎板上缘，扩大椎板间窗后，可见局部黄韧带肥厚（图31-6），椎间盘突出明显，神经根粘连，用射频消融电极清理术野并对神经进行松解，辨别走行根及出口根（图31-7）。镜下切开纤维环并应用髓核钳、镜下椎间盘铰刀、镜下终板刮刀充分处理椎间盘后（图31-8），植入自体骨，再次探查镜下术野，应用套管保护好神经结构，植入椎间融合器并充分撑开至与上下终板贴合（图31-9）。于左侧 L_2/L_3 椎弓根植入椎弓根钉并放置连接棒，松开双侧尾帽并加压后校紧钉杆系统。镜下探查见硬膜囊及神经根充分松解、椎管及神经根管减压充分，融合器位置良好，手术结束，逐层缝合切口，用无菌敷料包扎。

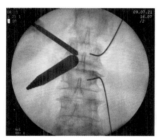

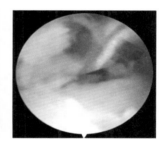

图31-5　C臂定位 L_2、L_3 椎弓根并经皮

图31-6　术中可见肥厚黄韧带置入穿刺针

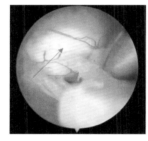

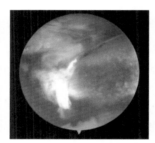

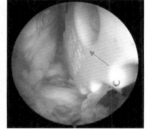

图31-7　神经根（箭头）受压解除

图31-8　摘除椎间盘突出髓核组织

图31-9　椎间cage（箭头）植入

[随访]

（1）术后VAS评分：腰痛2分，下肢痛1分。术后腰椎

MRI：L_2/L_3 水平硬膜囊受压解除，神经根松解（图 31-10 ）。

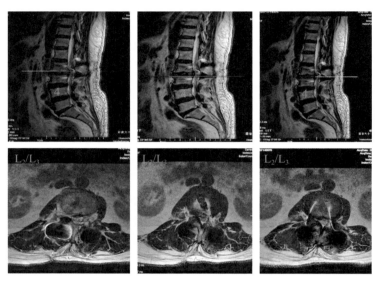

图 31-10　术后腰椎 MRI

（2）术后腰椎 CT：内固定物位置良好（图 31-11 ）。

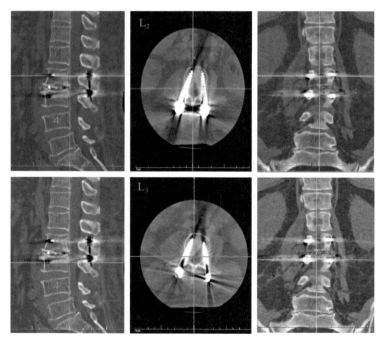

图 31-11　术后腰椎 CT

（3）术后腰椎正侧位 X 线片：内固定物位置良好（图 31-12）。

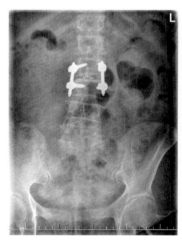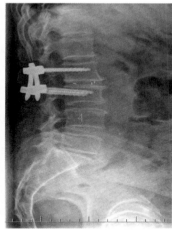

图 31-12　术后腰椎正侧位 X 线片

📋 病例分析

　　脊柱椎间融合是治疗脊柱退行性疾病最常见的手术治疗方式之一。目前关于 ULIF 的报道较少，手术时先在内镜下行单侧或双侧椎管减压，切除一侧的部分关节突关节，尽可能保留上关节突外侧骨壁以保护出口神经根，切除的骨质可用于椎间植骨。在椎间盘间隙将硬膜囊用神经拉钩拉向对侧并牵开保护，去除部分椎间盘，在神经根保护之后，植入相应大小的椎间融合器，随后辅以经皮椎弓根螺钉系统进行固定，ULIF 手术侧置钉利用原有通道切口。UBE 技术不仅具有微创的效果，还能达到传统开放性手术的操作范围及视野。

　　UBE 技术可以使内镜与操作器械位于 2 个通道中，器械操作更加灵活，避免了相互的影响，获得了更大的手术活动范围，因

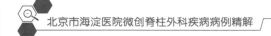

此单侧入路双侧减压时优势突出；并且术中使用的内镜耗材和融合时使用的普通椎间融合器均价格低廉，明显降低了医疗费用。

📋 病例点评

本病例为高位腰椎间盘突出，患者曾接受过腰椎射频治疗，本次椎间盘突出巨大，仅行单纯减压手术复发的风险性较高，造成医源性不稳定的可能性较大，采取融合手术是比较稳妥的手术方式，能为患者远期疗效提供一个很好的保障。

关于融合手术可采用的手术方式众多，无论是传统的开放融合手术还是内镜融合都能有良好的效果。高位的椎间孔 Kambin 三角较小，神经走行更贴近硬膜表面，经椎间孔入路内镜手术，走行根与上关节突的间隙较小，容易对神经根产生碾压性损伤，单通道内镜在植入 cage 时对神经结构不能做到实时观测，UBE 技术作为双通道代表性技术，其优点在于双通道设计更方便，全程可监测脊髓神经的结构，尤其是植入 cage 时可实时观察到神经结构与内植物之间的关系，避免神经结构的损伤，故本例病例选择 UBE 技术，为手术及患者提供更好的安全性保障。

参考文献

1. 李振宙，侯树勋. 全内镜下腰椎椎体间融合术的现状及争议. 中国骨与关节杂志，2020，9（1）：1-4.

2. PARK M K, PARK S A, SON S K, et al. Clinical and radiological outcomes of unilateral biportal endoscopic lumbar interbody fusion（ULIF）compared with conventional posterior lumbar interbody fusion（PLIF）：1-year follow-up.

Neurosurg Rev，2019，42（3）：753-761.

3. KIM S K，KANG S S，HONG Y H，et al．Clinical comparison of unilateral biportal endoscopic technique versus open microdiscectomy for single-level lumbar discectomy：a multicenter，retrospective analysis．J Orthop Surg Res，2018，13（1）：22.

4. 杜炎鑫，陈彦均，侯宇. 经皮内镜经椎间孔入路治疗腰椎间盘突出症的中期疗效. 中国微创外科杂志，2019，224（11）：50-52.

5. KIM J E，CHOI D J．Biportal endoscopic transforaminal lumbar interbody fusion with arthroscopy．Clin Orthop Surg，2018，10（2）：248-252.

032 经椎间孔入路腰椎内镜治疗高位腰椎间盘脱出

病历摘要

患者，女，53岁。

[主诉] 腰痛10余年，加重伴双下肢放射痛20余天。

[现病史] 患者10余年前劳累后出现腰部疼痛，休息后可减轻，自行口服药物、敷贴膏药治疗后症状可减轻，症状间断出现。20余天前无明显诱因出现腰部疼痛加重，同时伴双下肢放射痛，右侧较重，疼痛主要位于臀部及大腿，疼痛剧烈，改变体位、下地活动时加重，严重影响日常生活及睡眠，就诊于当地医院行腰椎 MRI 检查提示 L_1/L_2 椎管内占位性病变，L_4-S_1 椎管狭窄，行口服药物治疗症状无明显缓解，为求进一步治疗，就诊于我院门诊，门诊以"椎管占位性病变"收入科。患者自发病以来精神差，饮食可，二便正常，体重较前无明显变化。

[查体] 患者坐轮椅入室，脊柱腰段未见明显畸形，L_1/L_2 腰椎棘突间隙明显压痛、叩击痛，双侧椎旁压痛（－），脊柱纵向叩击痛（－）。腰椎活动受限，改变体位可引发右下肢疼痛。双下肢直腿抬高试验（－），双侧股神经牵拉试验（＋）。双侧足背动脉搏动可。右大腿皮肤感觉减退。双下肢肌力、肌张力无明显异常。双侧膝腱、跟腱反射未引出。双侧 Babinski 征（－）。VAS 评分：腰痛5分，下肢痛9分；ODI：66.7%。

［辅助检查］

（1）术前腰椎正侧过伸过屈位 X 线片：腰椎退行性改变，无明显不稳（图 32-1）。

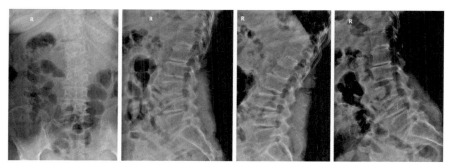

图 32-1　术前腰椎正侧过伸过屈位 X 线片

（2）术前腰椎增强 MRI：L_1/L_2 节段占位环形均匀强化，考虑髓核脱出（图 32-2）。

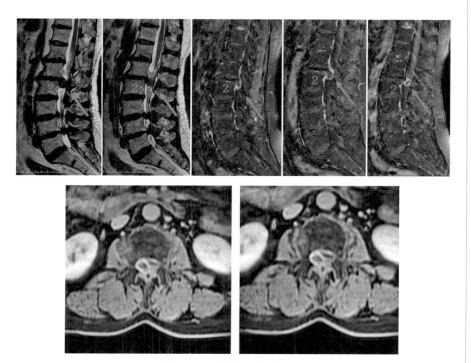

图 32-2　术前腰椎增强 MRI

（3）术前腰椎 CT：L_1/L_2 椎间盘真空征，脱出物无钙化（图 32-3）。

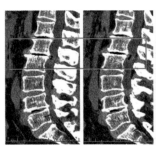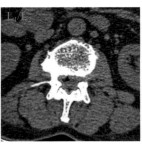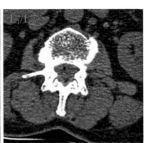

图 32-3　术前腰椎 CT

[诊断]　腰椎间盘突出症（L_1/L_2）。

[治疗经过]　患者入院后完善术前检查，无手术禁忌证，在局部麻醉＋强化麻醉下行 L_1/L_2 经椎间孔入路腰椎内镜下椎间盘切除术。麻醉成功后患者取俯卧位，常规进行术区消毒铺巾，C 臂透视下定位 L_1/L_2 节段。右侧棘突旁开 6 cm 行 1% 利多卡因局部麻醉，C 臂透视下用穿刺针逐渐穿刺直达 L_2 上关节突，成功后取 7 mm 切口，顺次插入一次性扩张套筒建立通道，建立通道后将工作套筒置入椎管内，置入脊柱内镜。镜下用环锯对上关节进行部分磨除，应用骨动力系统及一次性刨削刀头对小关节进行骨性减压，并扩大椎间孔，进一步探查见椎间盘突出、局部黄韧带肥厚，神经根粘连并受压，用双极球形射频消融电极清理术野并对神经进行松解，扩大神经根管，行神经根管减压。处理黄韧带后用髓核钳切除突出椎间盘并进行椎管内减压，见突出椎间盘摘除彻底后探查神经根无明显压迫、无活动性出血。拔除工作套筒后缝合伤口，用无菌敷料包扎（图 32-4 至图 32-7）。

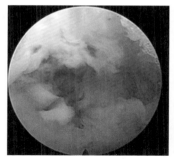
图 32-4 脱出髓核

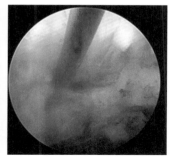
图 32-5 粘连的硬膜

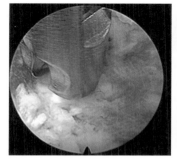
图 32-6 摘除髓核

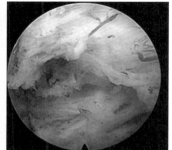
图 32-7 减压后的硬膜囊

［随访］ 术后腰椎 MRI 及 CT：减压充分（图 32-8、图 32-9）。术后 VAS 评分：腰痛 2 分，腿痛 2 分。

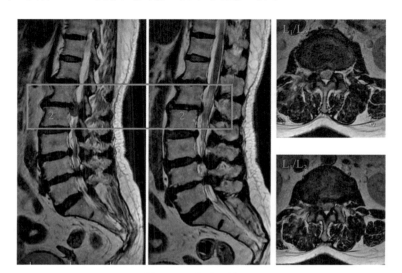
图 32-8 术后腰椎 MRI

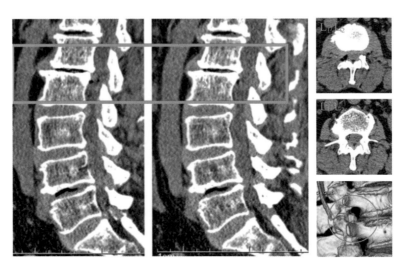

图 32-9　术后腰椎 CT

病例分析

高位腰椎间盘通常指 L_1/L_2 和 L_2/L_3 椎间盘，据文献报道发病率低于 1%，如果无进一步的 MRI 检查，常常造成漏诊。高位腰椎间盘病变往往和下列因素有关：继发于先前已经存在的病变，如终板缺陷、脊柱骨软骨病等；好发于既往骨折节段上下邻近椎体；好发于先前下腰椎手术后的患者，尤其是做过融合手术的患者。应力结构的改变与高位腰椎间盘病变密切相关。研究进一步表明，经常性弯腰、扭腰及重体力劳动与腰背痛的发生密切相关，且在上述运动过程中上位腰椎所受应力更大。

高位腰椎间盘突出的部位位于圆锥和马尾发出处，结构复杂，不同部位的受扰会产生不同的症状。高位腰椎间盘突出的临床表现较有特点的就是腹股沟区和大腿前、内及外侧的疼痛，主要表现为股神经症状，可有股四头肌肌力下降、膝反射减退等，但有不少患者表现为不典型的腰背痛，甚至是坐骨神经症状。许多学者认为高位腰椎间盘突出的临床症状与体征是不典型的，并不反映真正受压的节段，当有不典型的腰部和腿部症状时应考虑到高位腰椎间盘突出的可能性。保守治疗无须特殊介绍，手术治疗方面可选的手术有很多种，前路、侧入路、后路减压固定融合术均可采用，目前脊柱内镜是临床研究的热点，其具有创伤小、恢复快、平均住院日短等优点，也可以作为治疗高位腰椎间盘突出的一种治疗手段。

病例点评

该患者为高位椎间盘向下脱出，影像学检查可见脱出到下位椎弓根层面，疼痛剧烈，无法活动。严格的保守治疗无效，考虑手术治疗。传统的开放手术为后入路减压，脱出物位于硬膜腹侧，有可能疝入硬膜囊内，在手术视野及操作上有明显的缺陷，如术中过度向对侧牵拉硬膜囊及神经根有可能造成损伤。侧入路脊柱内镜对于脱出椎间盘位于硬膜腹侧的病例具有天然的优势，镜下视野能够更好地观察硬膜腹侧，也能够很好分辨脱出椎间盘与神经、硬膜之间的关系，使术中硬膜损伤的概率大大降低。该患者在术中可以观察到硬膜腹侧已被椎间盘挤压变形，摘除椎间盘后仍未能完全恢复正常，说明受压时硬膜压力较大。患者术后腿痛症状明显缓解，术后 2 小时下地活动，复查 MRI 可见局部血肿信号，脱出髓核完全取出，预后良好。

参考文献

1. 郭乐斌，卓小为，倪松. 高位腰椎间盘突出症的手术治疗. 骨科，2011，2（1）：52.
2. 杨书情，张世民，吴冠男，等. 两种不同入路经皮椎间孔镜技术治疗高位腰椎间盘突出症. 中国骨伤，2020，33（7）：621-627.

笔记

033 大通道内镜单侧入路双侧减压治疗稳定型腰椎滑脱症

📋 病历摘要

患者，女，75 岁。

[主诉] 双下肢酸胀不适感 1 年，加重伴间歇性跛行 3 个月。

[现病史] 患者 1 年前开始出现行走后双侧小腿酸胀不适，否认双下肢麻木、无力等不适，休息后症状可缓解，否认明显行走活动困难。患者未予正规诊治，近 3 个月自觉行走距离明显缩短，约 50 米即可出现双侧小腿部明显酸胀不适且程度较前加重，保守治疗效果不佳，否认双下肢无力、麻木等不适，二便正常。

[查体] 步入病房，脊柱未见明显畸形，腰部屈伸、旋转活动无受限。四肢肌肉无明显肥大或萎缩，腰椎棘突间压痛（-），椎旁压痛、叩击痛（-）。双下肢皮肤感觉正常，左侧踇背伸肌肌力 4 级，其余双下肢肌力、肌张力无明显异常。双侧膝腱反射、双侧跟腱反射正常。双侧 Babinski 征（-）。双侧直腿抬高试验（-），加强试验（-），双侧股神经牵拉试验（-），双侧末梢血运良好。VAS 评分：腰痛 1 分。ODI：44.4%。

[辅助检查]

（1）术前腰椎正侧过伸过屈位 X 线片见图 33-1。

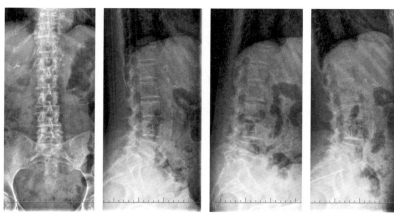

图 33-1　术前腰椎正侧过伸过屈位 X 线片

（2）术前腰椎 CT：L_4/L_5 椎管明显狭窄（图 33-2）。

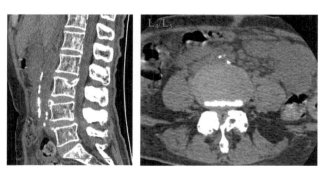

图 33-2　术前腰椎 CT

（3）术前腰椎 MRI：L_4 滑脱、L_4/L_5 椎管狭窄（图 33-3）。

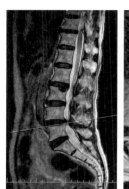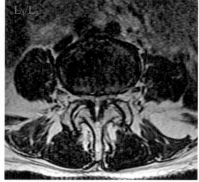

图 33-3　术前腰椎 MRI

［诊断］ 腰椎管狭窄症（L_4/L_5）；腰椎滑脱症（L_4）。

［治疗经过］ 入院后完善相关检查，明确诊断，无手术禁忌，在局部麻醉＋强化麻醉下行腰椎后路内镜椎管减压术。患者取俯卧位，C臂透视下定位 L_4/L_5 左侧椎板间隙并在体表标记。C臂透视下应用一次性穿刺针逐层穿刺，穿刺针直达 L_4/L_5 间隙黄韧带背侧，沿穿刺针取1 cm切口，顺次插入扩张套筒建立通道，建立通道后将工作套筒置入椎板间隙，内镜下采用射频刀头止血并清理术野，确定椎板间窗骨性边界，并用磨钻进行扩大，切除部分黄韧带，逐渐进入椎管，在套筒保护下应用磨钻进一步去除增生骨质。充分减压术侧椎管后调整内镜角度，进行对侧椎管潜行减压，同理充分处理肥厚黄韧带及增生骨质。术毕探查可见神经减压良好，无活动性出血。拔除工作套筒后缝合伤口，用无菌敷料覆盖。手术顺利，术后患者症状明显缓解。

［随访］

（1）术后3天腰椎CT：椎管减压充分（图33-4）。

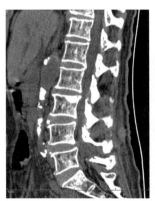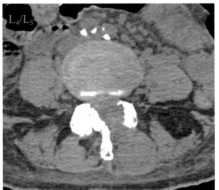

图 33-4　术后 3 天腰椎 CT

（2）术后3天腰椎MRI：L_4/L_5 节段黄韧带切除充分（图33-5）。

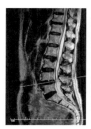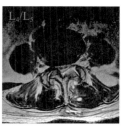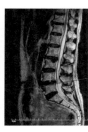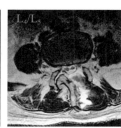

图 33-5　术后 3 天腰椎 MRI

（3）术后 3 个月腰椎正侧过伸过屈位 X 线片：L_4/L_5 节段稳定性良好（图 33-6）。

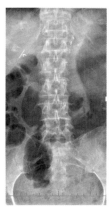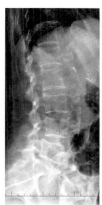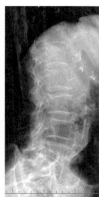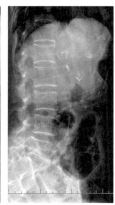

图 33-6　术后 3 个月腰椎正侧过伸过屈位 X 线片

（4）术后 3 个月腰椎 MRI 见图 33-7。

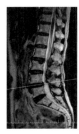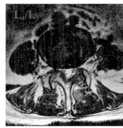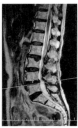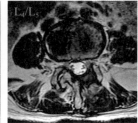

图 33-7　术后 3 个月腰椎 MRI

（5）术后 3 个月 VAS 评分：腰痛 1 分。ODI：11.1%。

病例分析

　　根据腰椎滑脱的治疗原则，对于腰椎滑脱症患者来说，传统的理想治疗方法包括：①解除神经压迫，对有神经受压或受牵拉、硬膜马尾神经受压的部分进行充分减压；②对滑脱椎体复位，恢复正常的解剖结构；③稳定脊柱，行脊柱融合，消除直立位滑脱倾向，恢复其稳定性。经皮脊柱内镜技术近年来得到了飞速发展，随之手术适应证也越来越广，从只能治疗单纯的包容性腰椎间盘突出，发展到能完成各种类型腰椎间盘突出及腰椎管狭窄症的治疗。经皮脊柱内镜下椎管扩大术应用于轻度无明显腰椎失稳的腰椎滑脱症在国内外鲜有报道。对于本例患者，我们创造性地将脊柱内镜下椎管扩大术应用于无明显腰椎失稳的腰椎滑脱症，并取得了满意的短期临床疗效。此手术可在局部麻醉下进行，减少了全身麻醉的相关风险，术中患者保持清醒，可随时与医师交流，在触及神经根时患者会及时告知手术医师，有助于手术安全性的把控。术中需先充分显露椎板间窗骨性边缘并用磨钻和椎板咬钳仔细扩大椎板间窗完成骨性减压后，再自黄韧带附着点咬除黄韧带。大通道内镜下操作空间大，可探查至神经根硬膜囊起始部，必要时可根据减压范围继续扩大椎板间窗或侧隐窝，减压至神经根松弛、活动性好即可。如需完成对侧减压可倾斜工作通道，沿棘突根部至对侧椎板上下缘、关节突、侧隐窝，完成骨性减压后去除黄韧带，直至显露对侧神经根。整体手术创伤小，皮肤切口小，基本不破坏椎旁肌、韧带，对脊柱稳定性影响小，术后恢复

笔记

快，患者术后第 1 天便可佩戴腰围下地行走，3 个月后基本恢复正常活动。但此手术对手术医生技巧、手术工具、配套设备要求较高，开展此手术需做好全方面准备。

病例点评

　　随着我国进入老龄化社会，腰椎退变性滑脱症患者越来越多。腰椎退变性滑脱症又称为"假性滑脱"，患者往往有腰痛伴间歇性跛行，临床上大多保守治疗 3 个月无效而采用手术治疗。椎弓根螺钉内固定加融合术是近年来腰椎退变性滑脱症手术治疗的金标准，腰椎后路减压融合手术恢复椎间盘和椎间孔高度，从而通过融合受影响的间隙来建立一个稳定的腰椎节段而达到治疗效果。虽然腰椎椎间融合椎弓根内固定术是一项成熟的技术，但仍然是并发症发生率较高的创伤性手术。开放融合手术对高龄、合并多种内科疾病的患者来说手术时间长、创伤大，容易出现较多手术并发症。2016 年北美脊柱外科学会在关于退行性腰椎滑脱的指南中提出，对于不伴椎间孔狭窄的轻度症状性单节段退变性腰椎滑脱症的治疗来说，单纯减压并保留中线结构与减压融合手术的结局相似。所以采用大通道内镜单侧入路双侧减压治疗退变性腰椎滑脱给患者带来了巨大的益处，如创伤轻微、无神经根牵拉、术后疼痛轻、恢复快等。局部麻醉下术中可与患者进行交流，甚至患者在手术过程中在外科医师的指导下可以自由移动四肢，增加了手术安全性。此外，由于麻醉方式为局部麻醉，对患者的呼吸

笔记

系统、循环系统和其他系统影响比较小，适合老年且合并内科疾病的患者。大通道内镜单侧入路双侧减压治疗老年Ⅰ度腰椎退行性滑脱症的文献报道较少，同时存在一定争议。需要注意的是，手术前要评估腰椎手术节段稳定性，并且在适应证的选择上需要严格把握，最好是椎管内压迫来源于椎管背侧黄韧带等结构。通过背侧减压可缓解老年人的下肢症状，进而提高其生活质量，但术前需要充分沟通，告知患者有疾病进展的可能。总之，大通道内镜单侧入路双侧减压治疗老年Ⅰ度退行性腰椎滑脱症是一个可以改善患者生活质量的治疗方案，但需要严格把握手术适应证。

参考文献

1. 瞿杭波，张贻春，赵琦辉，等. 椎间孔镜下减压治疗老年Ⅰ度腰椎退行性滑脱症的短期临床疗效. 中华骨与关节外科杂志，2019，12（3）：173-176.

2. 寇德伟，李田米，于腾波，等. 经皮脊柱内镜下椎管扩大术治疗腰椎滑脱症短期疗效分析. 中国疼痛医学杂志，2017，23（9）：702-704，708.

3. YOSHIKANE K，KIKUCHI K，OKAZAKI K. Lumbar endoscopic unilateral laminotomy for bilateral decompression for lumbar spinal stenosis provides comparable clinical outcomes in patients with and without degenerative spondylolisthesis. World Neurosurg，2021，150：e361-e371.

笔记

034 MI-TLIF 治疗腰椎滑脱症

病历摘要

患者，女，64 岁。

[主诉]　间断腰痛 20 年，加重伴右下肢放射痛 4 个月。

[现病史]　患者 20 年前每于劳累后出现腰骶部疼痛，呈持续性酸疼不适，否认向双下肢放射，否认双下肢麻木、无力等不适，咳嗽、活动时无明显疼痛加重，平卧休息后症状有所缓解。患者未规律诊治，其后类似症状间断出现。4 个月前无明显诱因出现腰痛加重，伴右下肢放射痛，沿臀部放射至右小腿外侧，否认明显间歇性跛行症状，否认双下肢无力、麻木不适，自行休息后症状缓解不佳。于外院就诊，行腰椎 MRI 检查后诊断为腰椎滑脱症，接受营养神经等保守治疗，其后自觉右下肢放射痛症状缓解不明显，遂于我院就诊，以"腰椎滑脱症"收入院。

[查体]　患者步入病房，脊柱腰段未见明显畸形，L_4-S_1 棘突间隙压痛，脊柱纵向叩击痛（-）。腰椎后伸活动轻度受限。双下肢直腿抬高试验（-），双侧股神经牵拉试验（-）。双侧足背动脉搏动可。四肢无明显感觉减退，四肢肌力、肌张力无明显异常。双侧膝腱反射正常，双侧跟腱反射未引出。双侧 Babinski 征（-）。VAS 评分：腰痛 5 分，下肢痛 7 分。ODI：58%。

[辅助检查]

（1）术前腰椎正侧过伸过屈位 X 线片：L_4 椎体滑脱（图 34-1）。

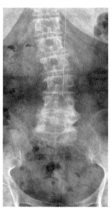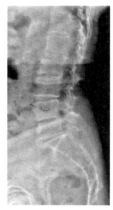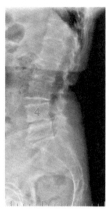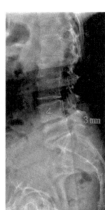

图 34-1　术前腰椎正侧过伸过屈位 X 线片

（2）术前腰椎 MRI 及腰椎 CT：L_4/L_5 节段椎管狭窄合并椎间盘突出（图 34-2、图 34-3）。

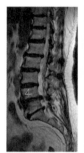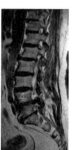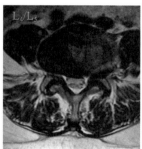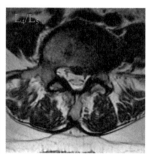

图 34-2　术前腰椎 MRI

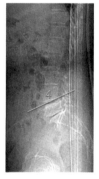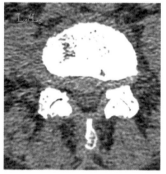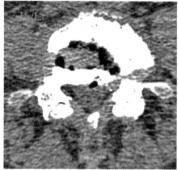

图 34-3　术前腰椎 CT

［诊断］　腰椎管狭窄症（L_4/L_5，右）；腰椎滑脱症（L_4）。

［治疗经过］

入院后完善相关检查，明确诊断，无手术禁忌证，在全身麻醉下行 L_4/L_5 微创经椎间孔入路腰椎椎体间融合术（minimally invasive surgery transforaminal lumbar interbody fusion，MIS-TLIF）。

C 臂透视下定位 L_4/L_5 椎间隙，并在体表标记。麻醉成功后，患者取俯卧位，常规进行术区消毒铺巾，于右侧 L_4/L_5 椎旁体表标记线做纵行切口，长约 4 cm，逐层分离至深筋膜，置入导针至右侧 L_4/L_5 小关节，并逐级置入扩张套筒，C 臂透视下证实位置良好后置入通道，并适当扩张，再次证实通道位置后固定通道。于通道下清理小关节表面少量软组织并止血，辨别上下关节突，骨刀切除上下关节突后，切除部分黄韧带，进入椎管并显露神经根。探查见 L_4/L_5 右侧神经根水肿，L_4/L_5 椎间盘脱出并压迫神经根。摘除椎间盘，松解神经根，过程中取出大块游离髓核，处理终板后植入椎间融合器。C 臂透视下定位 L_4、L_5 两侧椎弓根并经皮置入穿刺针，证实位置良好后沿穿刺针置入导针并拔出穿刺针，沿导针经皮拧入 4 枚椎弓根螺钉，证实椎弓根螺钉位置良好，经皮于两侧置入连接棒并拧入椎弓根螺钉尾帽。术中 C 臂透视下见腰椎内固定位置良好。逐层缝合切口，用无菌敷料包扎。术后 VAS 评分：腰痛 2 分，腿痛 2 分（图 34-4）。

221

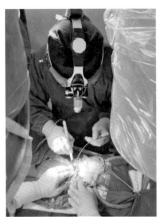
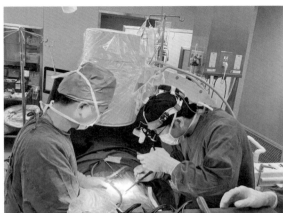
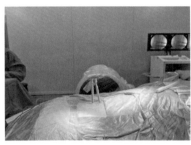
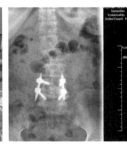
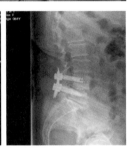

图 34-4　术中操作及术后腰椎正侧位 X 线片

［随访］

（1）术后 1 个月腰椎正侧位 X 线片：内固定位置良好（图 34-5）。VAS 评分：腰痛 1 分，腿痛 1 分。ODI：22%。

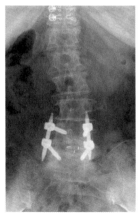
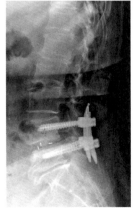

图 34-5　术后 1 个月腰椎正侧位 X 线片

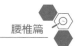

（2）术后半年腰椎正侧位 X 线片及 CT：椎体间出现融合（图 34-6）。VAS 评分：腰痛 1 分，腿痛 0 分。ODI：16%。

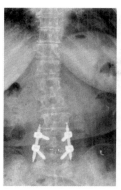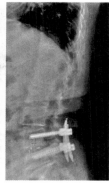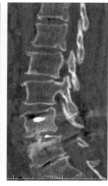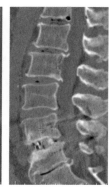

图 34-6　术后半年腰椎正侧位 X 线片及 CT

（3）术后 1 年腰椎正侧位 X 线片及 CT：椎体间已融合（图 34-7）。VAS 评分：0 分。ODI：10%。

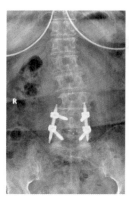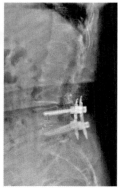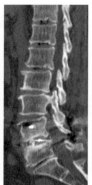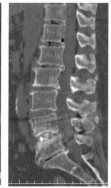

图 34-7　术后 1 年腰椎正侧位 X 线片及 CT

（4）术后 3 年腰椎正侧位 X 线片及 CT：内固定位置良好（图 34-8）。VAS 评分：0 分。ODI：5%。

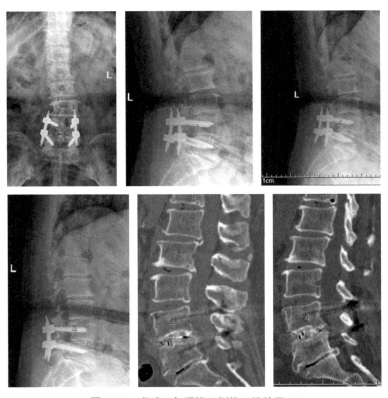

图 34-8 术后 3 年腰椎正侧位 X 线片及 CT

病例分析

腰椎退行性疾病是引起中老年人腰腿痛最常见的原因，严重者需要采用手术治疗。腰椎后路切开椎间融合术自成功开展以来得到了广泛的应用，目前仍是治疗腰椎滑脱症等腰椎退变性疾病的标准术式之一。但是传统的后路切开经椎间孔腰椎椎体间融合术（transforaminal lumbar interbody fusion，TLIF）由于术中需要广泛剥离肌肉及长时间牵拉等，导致手术创伤较大，术中出血多，术后恢复慢，部分患者可遗留持续性腰背部疼痛。近年来，随着微创脊柱外科手术的成熟与进步，MIS-TLIF 在临床广泛开展并取得了良好效果。临床上 MIS-TLIF 的主要优势在于：该技术通过工作通道扩张肌间隙，建立有效的手术通道，避免大范围剥离或切断椎旁肌软组织，保留了椎旁肌的生理功能，并减少术中出血及术后疼痛。工作通道取出后椎旁肌基本完整、完全闭合，减少了无效腔形成，减少了引起感染的可能，降低了术后长时间腰背痛的发生率和疼痛程度，术后恢复较快。手术入路经椎间孔进入椎间隙，手术部位位于硬膜囊外侧，经切除一侧关节突关节后显露椎间盘，视野清晰，硬膜囊及神经根不须被牵拉至一侧，减少了对硬膜囊及神经根的刺激，且不须过分剥离椎旁肌肉，最大可能地减少了脊神经后支内侧分支的损伤，避免了肌肉失神经改变导致的肌肉萎缩，提高了手术安全性，减少了对腰椎后部结构的破坏，保留了大部分后柱骨性和韧带复合结构，最大限度地维持了脊柱的稳定性。MIS-TLIF 在单侧椎间孔内操作，因此对于有单侧神经根症状的椎间盘病变患者是其最佳的选择。

病例点评

患者长期腰痛及右下肢放射痛，保守治疗无效，严重影响日常生活，查体及影像学检查支持诊断，有明确的手术指征。手术方式主要包括后路开放钉棒 + 椎间融合术或通道下椎管减压 + 椎间融合钉棒系统内固定术，患者仅有单侧下肢症状，与影像学检查相符，可以仅进行一侧神经根的减压，为 MIS-TLIF 最佳的手术适应证之一，其优势在于术中不用剥离椎旁肌肉组织，使用逐

笔记

级通道扩张周围软组织，不破坏肌肉附着点、出血量小，能够显著缩短术后恢复的时间，且能够达到开放手术的效果。该患者术后症状明显缓解，术后1天即下地活动。术后半年复查已显示椎体间部分融合。术后3年复查已完全融合，内固定位置良好，症状缓解良好，生活质量明显改善。

参考文献

1. KIM J S, JUNG B, LEE S H. Instrumented minimally invasive spinal-transforaminal lumbar interbody fusion（MIS-TLIF）；minimum 5-years follow-up with clinical and radiologic outcomes. Clin Spine Surg, 2018, 31（6）: E302-E309.

2. KIM C H, EASLEY K, LEE J S, et al. Comparison of minimally invasive versus open transforaminal interbody lumbar fusim. Global Spine J, 2020, 10（2 Suppl）: 143S-150S.

035 腰椎后路减压内固定椎间植骨融合术治疗腰椎滑脱症

病历摘要

患者，女，59岁。

[主诉] 腰痛伴左下肢放射痛1年，加重3月余。

[现病史] 患者1年前劳累后出现腰部疼痛，伴左下肢放射痛，疼痛主要位于小腿后侧，间歇性跛行50米，口服药物治疗后症状缓解，3月余前劳累后出现症状较前明显加重，否认无力及踩棉花感，既往保守治疗无明显缓解。

[查体] 步入病房，跛行步态，脊柱未见明显畸形，左侧Kemp征（＋），L_4/L_5棘突间压痛（＋），椎旁压痛、叩击痛（－），双侧直腿抬高试验（－），双侧股神经牵拉试验（－），双下肢肌力、肌张力、皮肤感觉无明显异常，双足背动脉搏动良好，双侧膝腱反射、跟腱反射未引出，双侧Babinski征（－）。术前VAS评分：腰痛3分，下肢痛5分。ODI：40%。

[辅助检查]

（1）术前腰椎正侧过伸过屈位X线片：腰椎退行性变，L_1-L_3椎体发育畸形（图35-1）。

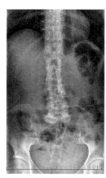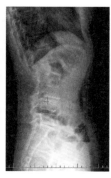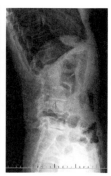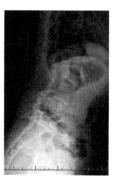

图 35-1　术前腰椎正侧过伸过屈位 X 线片

（2）术前脊柱正侧位全长 X 线片：脊柱无明显侧弯（图 35-2）。

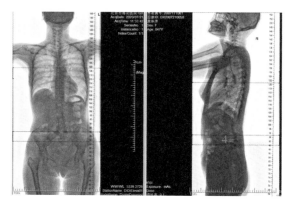

图 35-2　术前脊柱正侧位全长 X 线片

（3）术前腰椎 CT：L_3 椎体前移，腰椎曲度变直（图 35-3）。

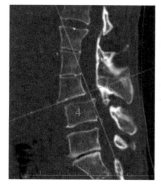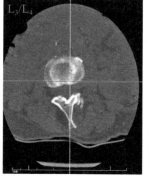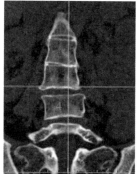

图 35-3　术前腰椎 CT

（4）术前腰椎 MRI：L_3 椎体前滑脱，L_3/L_4 水平硬膜囊受压（图 35-4）。

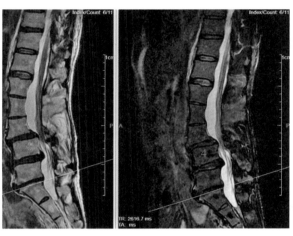

图 35-4 术前腰椎 MRI

［诊断］ 腰椎管狭窄症（L_3-L_5）；腰椎前滑脱（L_3，Ⅰ度）；腰椎不稳定；椎体发育不良。

［治疗经过］ 患者入院后完善术前检查，无手术禁忌证，在全身麻醉下行腰椎后侧入路 + 椎管减压内固定 + 椎间 cage 植骨 + 椎弓根钉棒固定融合术，麻醉成功后，患者取俯卧位，常规进行术区消毒铺巾，从 L_2-L_5 取腰背部后正中切口长约 12 cm，切开皮肤、皮下组织，仔细止血，在棘突两侧沿椎板剥离骶棘肌至两侧横突，使用自动拉钩暴露术野，暴露 L_2-L_5 小关节和两侧横突，分别取 L_2 至 L_5 两侧椎弓根入点行椎弓根钻孔，探测证实孔壁四周为骨性，置入定位针摄片见位置良好，于 L_2 右侧及 L_3 双侧拧入 3 枚椎弓根螺钉，L_4 及 L_5 双侧拧入 4 枚椎弓根螺钉，术中 C 臂透视下见螺钉长度和位置良好。用棘突咬骨钳切除 L_2、L_3 及 L_4 棘突，用骨刀及椎板咬骨钳切除 L_2 部分、L_3 及 L_4 椎板，见椎管狭窄明显，

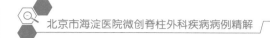

黄韧带肥厚，L_3/L_4 双侧神经根管狭窄，压迫神经根，予以扩大成形，并将椎管彻底减压。适度牵拉神经根及硬膜后切除 L_3/L_4 椎间盘，摘除退变髓核后刮除终板软骨，试模调试后冲洗椎间隙，于椎间隙内将自体骨植入，C 臂透视下见内固定位置良好。

［随访］

（1）术后 VAS 评分：腰痛 1 分，下肢痛 2 分。

（2）术后腰椎 CT：内固定物位置良好（图 35-5）。

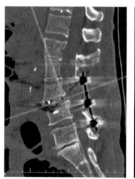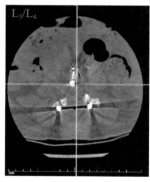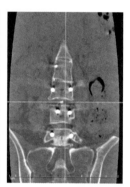

图 35-5　术后腰椎 CT

（3）术后腰椎正侧位 X 线片：L_2-L_5 水平内固定物位置良好，腰椎曲度恢复（图 35-6）。

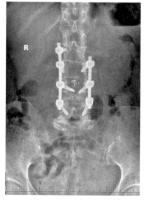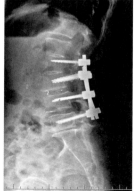

图 35-6　术后腰椎正侧位 X 线片

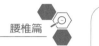

病例分析

椎体发育不良会使椎体形态改变，若改变位于椎体后缘，将影响椎管形态，甚至形成三叶形椎管，使神经根受压。该患者影像学检查显示 L_3 椎体前滑脱，从而导致椎管狭窄，治疗上需减压彻底，预后才能满意；同时该患者伴 L_1-L_3 椎体发育畸形，存在置钉不理想或无法置钉的可能性，术中可能要延长固定节段，不一定能完全对称置钉，存在双侧置固定棒不等长的可能性。

PLIF 目前被认为是最合理的融合方式之一，能恢复椎间隙的高度，增加椎体稳定性。脊柱畸形伴椎体滑脱患者由于其解剖结构已发生较大改变，固定节段往往较长，椎体提拉复位过程中对椎弓根螺钉的精准性和把持力要求高，故术中先行椎板减压，切除增生骨赘及纤维瘢痕组织，显露双侧椎弓根，再于直视下置入椎弓根螺钉，以降低术中损伤神经根的概率并避免多次置钉。螺钉深度以刚好达到对面骨皮质为宜，以加强螺钉的固定作用，将已预弯至生理弧度的双侧椎弓根钉连接棒安放好后，提拉复位滑脱节段并撑开椎间隙，而后再处理椎间盘以减少对神经的牵拉刺激。

病例点评

椎体及椎弓根发育异常，多伴脊柱侧弯及后凸畸形。该病例在术前评估时发现脊柱畸形伴椎体滑脱，在手术中置钉时发现左侧 L_2 椎体椎弓根发育异常，有可能置钉不理想或无法置钉，若强行置钉可能导致固定节段非必要延长。

腰椎滑脱继发的椎管狭窄是本病例的主要病理机制，因此扩大椎管、适度复位、有效地稳定滑脱是贯穿始终的治疗思路。腰椎滑脱往往需要多组螺钉提供强大的提拉复位力，稳定局部结构。由于本病例椎体及附件发育异常，采用先减压后置钉的方式可以减少神经损伤的风险，患者术前经过 CT 测量，选择直径匹配的螺钉。该手术最大的技术难点是椎弓根置钉，如果置钉失败将被迫延长手术节段。一般来说，导航引导下的椎弓根置钉准确率较高，但本病例为徒手置钉，我们采用了术中先暴露椎弓根的方式局部置钉，在没有导航参与的情况下降低了置钉难度，保证了置钉的安全性和准确性。

参考文献

1. 汪波，杨勇，吴华. 腰椎滑脱手术治疗的选择. 中国矫形外科杂志，2013，21（1）：61-65.

2. 张宏其，刘少华，郭超峰，等. 后路半椎体切除短节段内固定融合治疗青少年完全分节型半椎体脊柱畸形. 中国脊柱脊髓杂志，2008，18（5）：517-521.

3. GINSBURG G, MULCONREY D S, BROWDY J. Transpedicular hemiepi-physiodesis and posterior instrumentation as a treatment for congenital scoliosis. J Pediatr Orthop，2007，27（4）：387-391.

笔记

036 经椎体后上缘入路椎体后凸成形术治疗骨质疏松性椎体压缩骨折

病历摘要

患者，男，83岁。

［主诉］　腰背部疼痛伴活动受限1周。

［现病史］　患者1周前不慎摔倒，臀部着地，即感腰背部持续性疼痛，自觉翻身、站立等活动轻度受限，平卧休息后疼痛稍有缓解，否认疼痛向双下肢放射，无晕厥，无意识不清，无恶心呕吐。其后患者经平卧休息后自觉疼痛缓解不佳。

［查体］　患者坐轮椅入病房，脊柱轻度后凸畸形，无皮肤破溃。L$_2$棘突压痛，椎旁压痛明显，叩击痛（＋）。腰椎活动受限，具体情况因疼痛无法配合检查。双下肢感觉、运动正常。神经系统检查生理反射存在，病理反射未引出。ODI：84%；VAS评分：腰部9分。

［辅助检查］

（1）术前腰椎正侧位X线片：L$_2$椎体（白色箭头）楔形变（图36-1）。

（2）术前腰椎CT：L$_2$椎体前缘压缩，椎弓根细小（图36-2）。

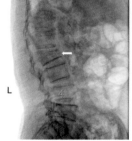
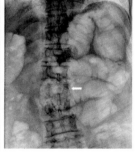

图36-1　术前腰椎正侧位X线片

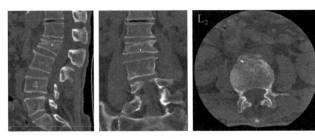

图 36-2　术前腰椎 CT

（3）术前腰椎 MRI：L_2 符合新鲜压缩性骨折改变（图 36-3）。

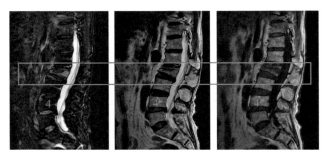

图 36-3　术前腰椎 MRI

［诊断］　L_2 椎体骨质疏松性压缩性骨折；重度骨质疏松；退行性脊柱侧弯。

［治疗经过］

（1）手术方式：经椎体后上缘入路 PKP（图 36-4）。

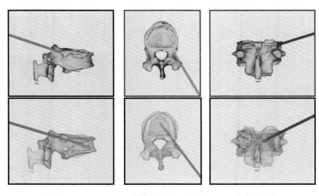

图 36-4　MIMICS 模拟椎体后上缘 PKP 穿刺入路

（2）局部麻醉范围：皮肤、皮下组织、关节突关节、骨性进针点局部骨膜。

（3）手术步骤如下。

①穿刺定位（图 36-5）。使用 18 G 穿刺针自皮肤穿刺点沿标记线方向外展 30°～ 35° 进针，针尖在椎间孔下 1/3 区域滑过目标椎体上关节突，抵于骨性结构，正位透视针尖位于椎弓根投影的上外侧缘，侧位透视位于椎弓根上缘 – 椎体后上缘移行处，此处即为骨性进针点。②骨钻开路（图 36-6）。拔除针芯，顺序使用导丝 – 扩张套管 – 空心穿刺套筒逐步扩张并抵于骨性进针点，建立穿刺通道（图 36-6），更换穿刺内芯后继续进 1 cm，使得其延长线可达最终穿刺靶点。应用骨钻扩张球囊通道，并放置球囊进行膨胀复位。③球囊膨胀（图 36-7）。④骨水泥注射（图 36-8）。

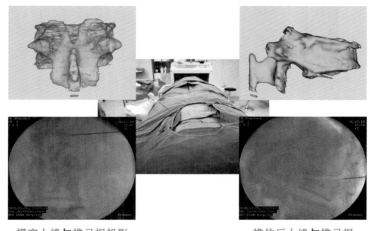

横突上缘与椎弓根投影 　　　　　　椎体后上缘与椎弓根
外上缘的移行处 　　　　　　　　　上切迹的移行处

图 36-5　皮肤及骨性穿刺入点位置

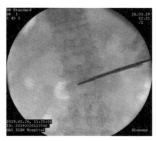
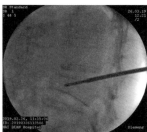

图 36-6　穿刺套筒、骨钻位置及其路径

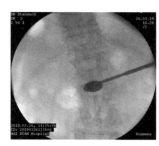
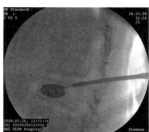

图 36-7　球囊膨胀后的位置

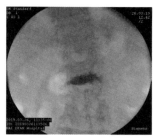
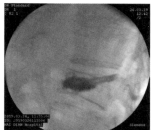

图 36-8　骨水泥位置

［随访］　术后复查腰椎 CT 可见骨水泥分布良好（图 36-9）。

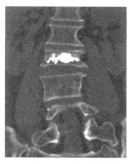
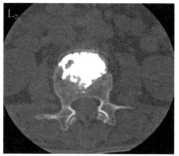

图 36-9　术后复查腰椎 CT

病例分析

对于椎弓根发育不良、骨质疏松导致椎弓根显影差及脊柱侧凸的 OVCF 患者，经椎弓根穿刺更为困难，因此能否发现另外的穿刺路径引起了许多学者的兴趣。椎弓根外入路常作为一种替代入路，早期应用于胸椎 OVCF。1990 年，Brugieres 等为取胸椎椎体中心组织进行活检，最早采用了经椎弓根外穿刺入路，认为该入路可以更容易到达椎体中心。但有学者发现，该入路在腰椎的骨性入针点处常有节段动脉出现，存在损伤的风险，严重者可能导致腹膜后血肿甚至失血性休克。

为选择更安全的入点及穿刺方式，我中心以脊柱内镜关节突成形的经验为依托，设计并详细描述了椎体后上缘入路的穿刺方法，并且进行了回顾性研究。在穿刺时，经过安全三角区域穿刺直达椎体后上缘，巧妙利用解剖结构，避开椎弓根直接进入椎体，穿刺过程中利用逐级套筒进行钝性扩张，避免神经根损伤，进入椎体后，再以较大外展角将骨水泥注入椎体中心区域，从而单侧穿刺即可实现双侧弥散。

这种避开椎弓根直接进入椎体的入路，作为 PKP 的一种技术储备，为椎弓根细小、椎弓根 X 线下显影不清晰的 OVCF 患者提供了可选择的手术方案。当然，对于大多数椎弓根宽大、显影良好的患者，传统经椎弓根入路即可达到满意的穿刺安全性及良好的临床疗效，经椎体后上缘入路并不作为首要选择。

病例点评

经椎体后上缘入路椎体后凸成形术是笔者团队研究较多的一种椎体强化术的入路，对该入路的掌握关键在于对患者皮肤定位方法、穿刺到达椎体后上外侧缘的方法以及穿刺角度的把握。我中心经过多次试验总结出了该法整体的穿刺流程。对于本病例而言，患者的脊柱侧弯，并且椎弓根细小，经椎弓根穿刺风险较高，而直接经椎体后上缘入路PKP可以完全避开椎弓根进入椎体。皮肤标记线的画法以椎体中点投影为一点（M点），以椎弓根左10点/右2点（P'点）位置投影为另外一点画标记线，即为穿刺轨迹的正位投影（图36-10）。穿刺方向应外展30°～40°进针。该入路术前应注意观察椎间孔的大小，如果椎间孔狭窄（如椎间隙塌陷、侧弯凹侧等原因导致），为该入路应用的相对禁忌。

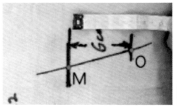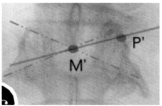

图 36-10 皮肤进针点的选取

参考文献

1. BRUGIERES P，GASTON A，HERAN F，et al. Percutaneous biopsies of the thoracic spine under CT guidance：transcostovertebral approach. J Comput Assist Tomogr，1990，14（3）：446-448.

2. 李健，蒋毅，左如俊，等. 经椎体后上缘入路椎体后凸成形术治疗腰椎骨质疏松性椎体压缩骨折的临床疗效. 中国脊柱脊髓杂志，2021，31（3）：222-229.

笔记

037 经皮穿刺椎体后凸成形术治疗腰椎压缩性骨折

病历摘要

患者，女，82岁。

[主诉] 摔倒后腰痛、活动受限6天。

[现病史] 患者6天前不慎摔倒，当即感腰部疼痛，坐起、翻身、下地活动时疼痛加重，口服药物治疗缓解欠佳，为求进一步治疗，就诊于我院门诊，行腰椎CT提示L_4椎体骨折，门诊以"L_4椎体骨折"收入科。患者自发病以来精神、饮食差，睡眠质量欠佳，体重较前无明显变化。

[查体] 平车入室，腰背部未见明显畸形，L_4/L_5棘突间压痛（+），L_4节段叩击痛（+），腰背部活动受限，尤以改变体位时明显，鞍区皮肤感觉正常，双下肢肌力5级，肌张力正常，双下肢皮肤感觉正常，双下肢末梢血运好。腹壁反射、膝腱及跟腱反射存在，病理征未引出，余肢体未见异常。VAS评分：腰痛7分。ODI：74%。

[辅助检查]

（1）术前腰椎正侧位X线片：腰椎退行性改变（图37-1）。

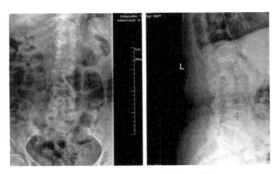

图 37-1 术前腰椎正侧位 X 线片

（2）术前腰椎 MRI：L_4 椎体高信号改变，椎体内囊性改变（红色箭头），考虑为骨折后血肿（图 37-2）。

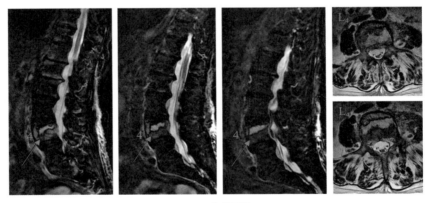

图 37-2 术前腰椎 MRI

（3）术前腰椎 CT：L_4 椎体内可见骨折线及空腔（图 37-3）。

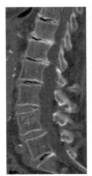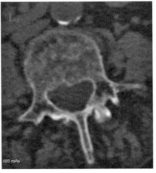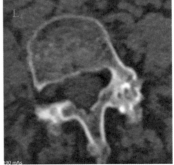

图 37-3 术前腰椎 CT

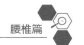

［诊断］ L_4 椎体压缩性骨折；重度骨质疏松。

［治疗经过］ 患者入院后完善术前检查，无手术禁忌证，在局部麻醉下行 L_4 椎体脊柱后凸成形术。患者俯卧位，C 臂透视下确认 L_4 椎体及双侧椎弓根，做好标记，常规进行术区消毒铺单。首先以 L_4 双侧椎弓根外缘为入点，1% 利多卡因进行局部麻醉，以穿刺针定位，C 臂透视下见位置良好，分别在 L_4 两侧将穿刺针通过椎弓根到达椎体后 1/3，拔出内套芯，更换丝锥，清理扩大球囊通道，通过外套筒放入球囊，通过连接器在球囊内注入 2 mL 碘海醇，通过球囊扩张椎体，C 臂透视下见椎体高度恢复良好，球囊位置良好。分别在两侧通过推杆共推入 6.8 mL 骨水泥，C 臂透视下见骨水泥位置良好（图 37-4），待骨水泥凝固后拔除穿刺针，封闭伤口。术后患者腰背部疼痛缓解明显，安返病房。

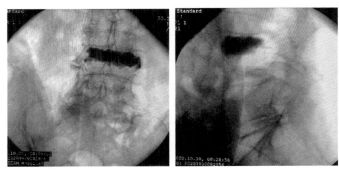

图 37-4　术中透视示骨水泥填充良好

［随访］

（1）术后腰椎正侧位 X 线片及 CT：骨水泥填充良好（图 37-5、图 37-6）。VAS 评分：腰痛 2 分。

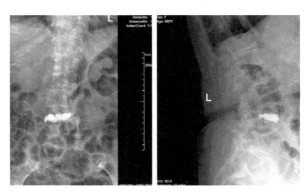

图 37-5 术后腰椎正侧位 X 线片

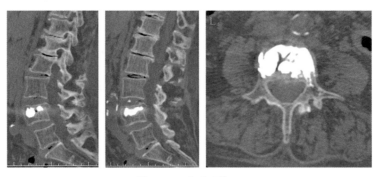

图 37-6 术后腰椎 CT

（2）术后 1 个月腰椎正侧位 X 线片：骨水泥填充良好（图 37-7）。VAS 评分：1 分。ODI：23%。

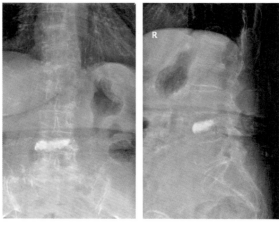

图 37-7 术后 1 个月腰椎正侧位 X 线片

病例分析

骨质疏松是一种全身性疾病，可导致骨矿物质丢失同时并发骨结构的变化，最终导致骨骼容易骨折。随着人口老龄化的趋势逐渐显著，骨质疏松的发生率逐渐增加，其发病隐匿，直到出现典型骨折时才引起人们注意。典型骨质疏松性骨折经常由低能量损伤造成，脊柱是最常见的骨质疏松性骨折的发生部位。它貌似良性病变，事实上经常引发各种严重后果甚至危及生命。

骨质疏松性椎体压缩性骨折主要表现为疼痛、身长缩短、驼背等，还有些骨折会伴发神经并发症，若导致脊柱后凸还会影响多个脏器功能，尤以呼吸系统受累最为常见。主要阳性体征为脊柱活动度的下降，骨折部位的压痛、叩击痛等。

此病的诊断除了基于临床表现及查体还需要结合影像学检查。X 线主要表现为椎体形态学的改变；CT 主要表现为椎体内不规则密度升高，骨折线呈线状或不规则低密度；MRI 主要表现为急性期长 T_1、T_2 信号，骨髓水肿亦为长 T_1、T_2 信号，慢性期骨髓水肿信号消失，信号恢复正常。

目前针对骨质疏松性椎体压缩性骨折的治疗主要有保守治疗、传统的切开复位内固定术、PVP、PKP 及经皮椎弓根钉内固定术等。其中 PVP、PKP 作为新发展起来的微创手术，凭借其良好的临床疗效，现在正被越来越多地应用到临床中。

笔记

📋 病例点评

　　该患者为老年女性，有明确的轻暴力外伤史和典型的影像学表现，符合骨质疏松性椎体压缩性骨折的特征，不合并神经损伤，并无后方韧带复合体损伤，如行保守治疗，须严格卧床休息2～3个月。对于老年人来说，须警惕长期卧床引起的相关并发症，如坠积性肺炎、深静脉血栓、肌肉萎缩等，另外有研究报道卧床1周以上就可出现骨量丢失，严重影响患者生活质量。手术治疗方案有钉棒系统及椎体成形术等。传统钉棒系统创伤大、出血多，还需要考虑因骨质疏松导致的内固定松动等问题。行PKP的优点在于创伤小、术后恢复快，术后当天患者即可下地活动；可在术中留取病理组织；使用扩张球囊能够恢复一定的椎体高度；同时低压灌注可有效减少骨水泥的渗漏。外伤后椎体内血肿在临床中较少见，MRI检查基本可以明确诊断，患者符合PKP的手术指征。术后进行了严格的抗骨质疏松治疗，预防再次骨折的发生。

参考文献

1. 祝腾蛟，田耘，周方. 骨质疏松性椎体压缩骨折微创治疗的现状和进展. 中国微创外科杂志，2015，177（12）：1121-1124.

2. JOHNELL O，KANIS J A. An estimate of the worldwide prevalence and disability associated with osteoporotic fractures. Osteoporos Int，2006，17（12）：1726.

3. KLEZL Z，BHANGOO N，PHILLIPS J，et al. Social implications of balloon kyphoplasty: prospective study from a single UK centre. Eur Spine J, 2012, 21（9）：1880-1886.

038 腰椎内镜 + 经皮穿刺椎体后凸 成形术治疗腰椎爆裂性骨折

病历摘要

患者，女，79 岁。

[主诉] 腰痛伴下肢无力 2 月余，加重 3 周。

[现病史] 患者 2 月余前无明显诱因出现腰痛，同时伴双下肢无力，仍能下地做简单活动，未予明确诊治。3 周前下肢无力症状突然加重无法活动，同时伴双下肢感觉丧失。于当地医院行腰椎 CT 及 MRI 检查提示 L_1 爆裂骨折，骨块向椎管内移位压迫脊髓，T_{10} 压缩性骨折。行口服止痛药物治疗。2 天前出现憋尿无力、尿失禁症状，1 天前出现大便失禁。为求进一步治疗，就诊于我院急诊，急诊以"L_1 爆裂骨折"收入科。患者自发病以来精神、饮食可，大小便失禁，体重较前无明显变化。

[既往史] 高血压病史 20 余年，目前口服美托洛尔半片、每天 1 次，培哚普利 1 片、每天 1 次；冠心病病史 20 余年，曾行 2 次冠脉支架植入术；长期口服阿司匹林、波立维。8 年前行直肠癌根治术。1 年前行 L_3 椎体成形术。

[查体] 平车入室，脊柱腰段未见明显畸形，L_1-L_4 棘突间轻压痛（–）、叩击痛（–）。腰椎活动受限。双下肢直腿抬高试验（–）。双侧足背动脉搏动可。双侧腹股沟以下浅感觉丧失。右下肢肌力 0 级，左侧小腿三头肌肌力 4 级，胫前肌力 3 级，余

肌力 0 级。右下肢肌张力升高。双侧膝腱、跟腱反射亢进。双侧 Oppenheim 征（＋），双侧 Gordon 征（－），双侧 Chaddock 征（＋），双侧踝阵挛（＋）。VAS 评分：腰痛 7 分。ODI：86%。

[辅助检查]

（1）血管超声检查：右侧椎动脉狭窄，双侧颈动脉及右侧锁骨下动脉斑块形成。

（2）动脉彩超检查：双侧颈动脉内中膜不均匀增厚伴多发斑块形成，右侧椎动脉狭窄，右侧锁骨下动脉斑块形成。

（3）超声心动图检查：左心房增大，左室壁肥厚（室间隙为著），主动脉瓣钙化，二、三尖瓣反流（轻度），左室舒张功能减低，肥厚性心肌病不除外。

（4）术前腰椎正侧位 X 线片：L_1 椎体楔形变，L_3 椎体骨水泥术后（图 38-1）。

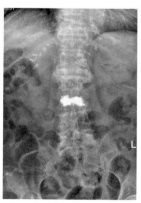
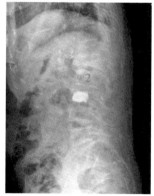

图 38-1　术前腰椎正侧位 X 线片

（5）术前腰椎 CT、MRI：L_1 爆裂骨折，向后压迫椎管造成椎管狭窄，T_{10} 压缩性骨折，L_3 椎体骨水泥术后（图 38-2、图 38-3）。

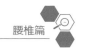
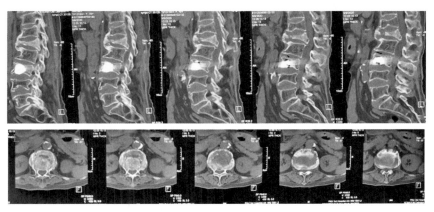

图 38-2　术前腰椎 CT

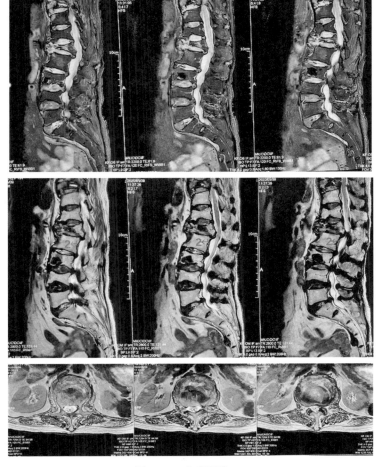

图 38-3　术前腰椎 MRI

[诊断]　腰椎爆裂性骨折（L_1）；胸椎压缩性骨折（T_{10}）；不完全性瘫痪；马尾综合征，L_3 骨水泥术后。

[治疗经过]

患者既往疾病较多，无法耐受全身麻醉手术，故局部麻醉下行 T_{10}、L_1 椎体后凸成形术 + 经皮内镜下椎管减压术（L_1/L_2），减压向后移位的骨块。

患者取俯卧位，C 臂透视下确认 T_{10} 椎体及右侧椎弓根，做好标记，常规进行术区消毒铺单。首先以 T_{10} 右侧椎弓根外缘为入点，用 1% 利多卡因进行局部麻醉，以穿刺针定位，C 臂透视下见位置良好，分别在 T_{10} 右侧将穿刺针通过椎弓根到达椎体前 1/3，拔出内套芯，更换丝锥清理扩大球囊通道，通过外套筒放入球囊，通过连接器在球囊内注入 2 mL 碘海醇，通过球囊扩张椎体，C 臂透视下见椎体高度恢复良好，球囊位置良好。通过推杆推入 4 mL 骨水泥，C 臂透视下见骨水泥位置良好，待骨水泥凝固后拔除穿刺针，封闭伤口。而后 C 臂透视下定位 L_1/L_2 节段，于右侧棘突旁开 6 cm 行 1% 利多卡因局部麻醉，C 臂透视下穿刺针逐渐穿刺直达 L_2 上关节突，成功后取 7 mm 切口，顺次插入一次性扩张套筒建立通道，建立通道后将工作套筒置入椎管内，置入脊柱内镜。用逐级环锯对上关节突进行部分磨除，并扩大椎间孔，进一步探查见椎体骨折骨块向后突入椎管挤压脊髓及神经，用双极球形射频消融电极清理术野并对神经进行松解，同时应用镜下环锯对骨折块进行切除，扩大椎管行椎管内减压，减压范围由右侧椎间孔区域直达左侧椎弓根区域，切除骨块后可见神经充血，减压完全。而后定位 L_1 左侧棘突旁开 5 cm 标记皮肤进针点，首

笔记

先以 L_1 左侧椎弓根投影外缘 – 椎体后上角为骨性入点，用 1% 利多卡因进行局部麻醉，以穿刺针定位，C 臂透视下见位置良好，逐步穿刺进入椎体直至椎体中心，拔出内套芯，更换丝锥清理扩大球囊通道，通过外套筒放入球囊，通过连接器在球囊内注入 2 mL 碘海醇，通过球囊扩张椎体，C 臂透视下见椎体高度恢复良好，球囊位置良好。在内镜监视下在左侧通过推杆推入 2.4 mL 骨水泥，C 臂透视下见骨水泥位置良好，无明显骨水泥渗漏，待骨水泥凝固后拔除穿刺针及内镜通道，封闭伤口。术后患者腰背部疼痛缓解明显，安返病房（图 38-4 至图 38-11）。

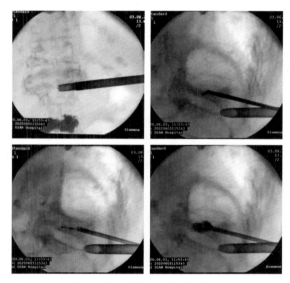

图 38-4　术中透视定位并监测内镜管道位置及球囊扩张

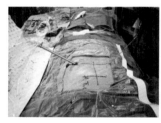
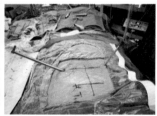

图 38-5　术中透视图及大体像

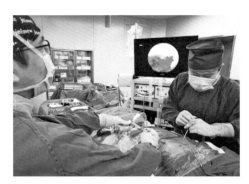

图 38-6　术中操作

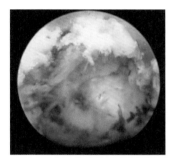
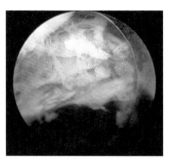

图 38-7　镜下显露骨折块　　　图 38-8　镜下探查减压彻底

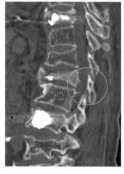
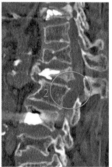
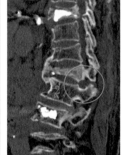

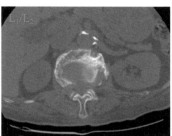
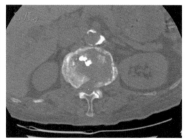

图 38-9　术后 L_1/L_2 水平椎管减压充分

中国医学临床百家

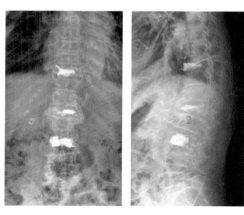

图 38-10　术后 X 线骨水泥填充良好

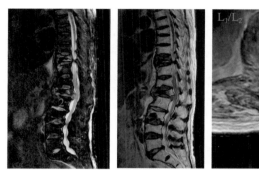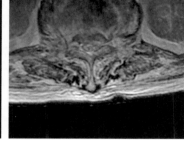

图 38-11　术后影像提示椎管内减压充分，骨水泥填充良好

患者腰背痛症状明显缓解，VAS 评分：腰痛 2 分。右下肢肌力 1 级，左下肢肌力 4 级，术后大便正常，小便症状改善。

［随访］　术后 1 年随访，VAS 评分：腰痛 1 分。双下肢肌力恢复至 4 级。

病例分析

胸腰椎骨折所产生的神经损伤往往是椎管受压引起的，如不及时解除压迫恢复神经功能，可导致神经出现永久性损伤。目前有学者认为当椎管压迫小于 40%，时间小于 6 小时时对神经的损

笔记

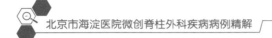

伤较小，患者的预后较好，同时随着椎管压迫程度的加重及时间的延长，对神经的损伤程度越来越大，患者的预后也随之越差。因此尽早地对患者行手术治疗，解除患者的椎管压迫症状对改善患者的预后有着重要的意义。

应根据腰椎骨折的类型及椎管压迫的程度不同，选择手术减压的方式也不相同。治疗手段以修复椎管容量、稳定脊柱和解除脊髓压迫为主，尽可能促进脊髓神经功能恢复。对于合并脊髓神经损伤的胸腰椎骨折，积极行手术治疗对改善预后具有重要价值。目前对于手术时机的选择仍存在较大争议，合并致命性损伤时，应首先挽救生命，择期行脊柱手术；未合并致命性损伤时，较多学者认为早期减压、固定骨折有利于恢复神经功能，降低并发症发生率。也有研究认为不完全性神经损伤应在伤后 3 天内手术，而完全性神经损伤可择期手术。

📋 病例点评

该患者为骨质疏松性 T_{10} 压缩性骨折、L_1 爆裂骨折，L_1/L_2 节段椎管狭窄、硬膜受压，伴下肢肌力下降，入院前 2 天出现马尾综合征，为明确的手术指征。手术方案可分为 3 种：①传统开放钉棒手术并进行 L_1/L_2 节段椎管减压；②单纯进行 T_{10}、L_1 骨水泥强化，但仅能解决疼痛症状，无法解决神经损伤症状；③对 T_{10} 进行骨水泥强化，L_1 行骨水泥强化及内镜下椎管内减压。患者合并多种疾病，入院后检查发现身体条件不支持行全身麻醉手术，手术的目的主要是改善患者生活质量，单纯性骨水泥强化无

笔记

法改善下肢症状及大小便失禁症状，因此行第3种手术方案。该手术方案的优势在于以下几点：①局部麻醉下进行，麻醉风险低；②可以在脊柱内镜下观察到压迫硬膜的骨块并进行精准切除；③进行L_1椎体骨水泥灌注时可以在内镜下观察，防止渗漏；④术后出血量少、创伤小。缺点在于有可能造成减压不充分；后凸畸形可能进一步进展。手术顺利完成后患者当即感腰痛症状缓解，复查腰椎CT、MRI提示L_1/L_2节段减压满意，出院后行规律康复治疗1年后患者下肢肌力基本恢复到4级，可使用助行器行走，大小便恢复正常，生活质量明显提高。

参考文献

1. DAI L Y，YAO W F，CUI Y M，et al. Thoracolumbar fractures in patients with multiple injuries：diagnosis and treatment-a review of 147 cases. J Trauma，2004，56（2）：348-355.

2. STAHEL P F，TODD V H，FINN M A. Management strategies for acute spinal cord injury：current options and future perspectives. Curr Opin Crit Care，2012，18（6）：651.

笔记

039 Delta 大通道内镜翻修腰椎融合术后上关节突卡压

病历摘要

患者，女，58 岁。

[主诉] 间断腰痛 1 年，加重伴间歇性跛行 3 个月。

[现病史] 患者 1 年前无明显诱因出现腰部疼痛，否认双下肢放射痛、麻木、无力等不适，休息约 1 小时后症状缓解，否认明显行走、活动困难。患者未予正规诊治，近 3 个月自觉行走距离明显缩短，约 50 米，伴双下肢酸痛不适，保守治疗无效，二便正常。

[查体] 步入病房，脊柱未见明显畸形，腰椎活动度正常。四肢肌肉无明显肥大或萎缩；L_3-L_5 棘突间压痛，椎旁压痛，叩击痛（-）。双下肢肌力、肌张力无明显异常，双下肢皮肤感觉正常。双侧膝腱反射、跟腱反射未引出。双侧 Babinski 征（-），双侧直腿抬高试验（-），加强试验（-），双侧股神经牵拉试验（-），双下肢末梢血运良好。

[辅助检查]

（1）术前腰椎正侧过伸过屈位 X 线片：腰椎退行性病变，L_3/L_4 节段不稳（图 39-1）。

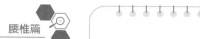

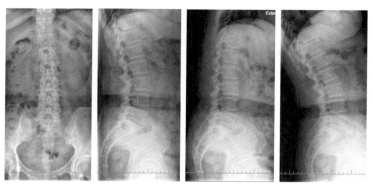

图 39-1　术前腰椎正侧过伸过屈位 X 线片

（2）术前腰椎 CT：L_3/L_4、L_4/L_5 椎管狭窄（图 39-2）。

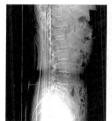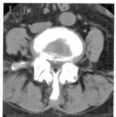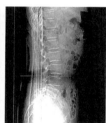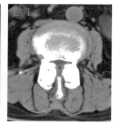

图 39-2　术前腰椎 CT

（3）术前腰椎 MRI：L_3/L_4、$L_4//L_5$ 椎管狭窄（图 39-3）。

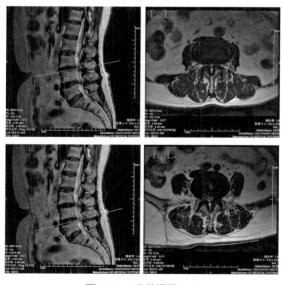

图 39-3　术前腰椎 MRI

［诊断］ 腰椎管狭窄症（L_3-L_5）；腰椎滑脱症（L_3）。

［治疗经过］ 患者入院后完善相关检查，明确诊断，无手术禁忌。遂于全身麻醉下行腰椎后路减压皮质骨轨迹螺钉内固定植骨融合术。手术过程顺利，术后 2 天患者出现右侧髂腰肌、股四头肌肌力下降，完善检查后考虑为 L_4 上关节突卡压神经根所致，遂再次在局部麻醉下行经皮穿刺内镜下神经探查术，术中完整切除 L_4 左侧上关节突，探查神经已完全松解，手术过程顺利，术后患者症状明显缓解（图 39-4）。

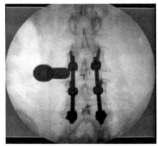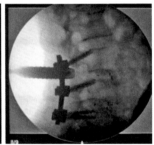

图 39-4 术中工作管道透视图像

［随访］

（1）第 1 次腰椎术后腰椎 CT：L_4 上关节突卡压出口神经根（图 39-5）。

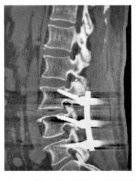

图 39-5 第 1 次腰椎术后腰椎 CT

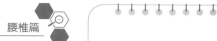

（2）Delta 大通道内镜术后腰椎正侧位 X 线片及腰椎 CT 见图 39-6。

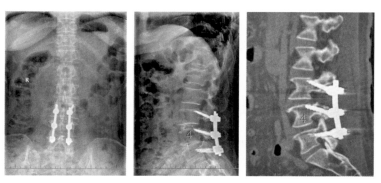

图 39-6　Delta 大通道内镜术后腰椎正侧位 X 线片及腰椎 CT

（3）术后 2 个月腰椎正侧过伸过屈位 X 线片：内固定位置良好（图 39-7）。

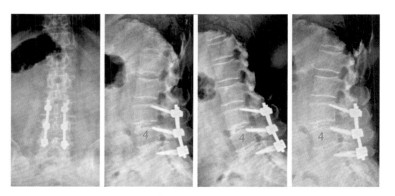

图 39-7　术后 2 个月腰椎正侧过伸过屈位 X 线片

病例分析

　　腰椎管狭窄症及腰椎滑脱症是脊柱外科的常见病，当保守治疗无效时，腰椎融合术是最终解决方案。皮质骨轨迹螺钉技术由于其把持力更强、创伤更小的优点而发展迅速，在面对需要行腰椎融合术的患者，越来越多的医生倾向于选择更微创、更牢固的皮质骨轨迹螺钉技术。本例患者手术过程顺利，但术后影像学提示 L_4 上关节突明显卡压出口根且出现相应 L_3 神经根受累症状，可能因术中加压过度所致。若即刻再行开放手术进行翻修对患者的身体及心理都是考验，且增加患者感染风险。近年来，经皮脊柱内镜技术的广泛应用也为翻修手术提供了便利。我们创新性地采取局部麻醉下使用大通道内镜将关节突关节切除，对受累出口根进行充分减压。采用脊柱内镜翻修有以下优点：①局部麻醉操作，患者与术者可实时交流，增加手术安全性；②创伤少、出血少、手术时间短、住院时间短、花费少；③对椎管干扰小，可降低术后因疤痕增生导致椎管及神经粘连的发生率；④不需要调整内固定；⑤术中镜下用无菌生理盐水持续冲洗，减少内固定翻修手术感染风险。但应注意的是，该手术对术者技术要求较高，手术器械的熟练搭配使用、镜下结构的辨识以及切除范围的把握都需要丰富的开放手术及内镜手术经验。

病例点评

近些年很多研究均已表明皮质骨轨迹螺钉固定中线融合技术临床疗效已得到广泛认可，同时还具有手术切口小、肌肉损伤小、螺钉把持力高等优点。本例患者采用腰椎后路中线融合技术是一个合理的治疗选择，术中采取椎板开窗的方式进行椎管内减压，可以减少创伤和出血，但可能由于过度加压造成了 L_4 上关节突卡压 L_3 神经根，这种医源性原因造成上关节突卡压属于不良事件且在腰椎内固定融合术中属于常见并发症，如何翻修是个难题。既往多采取拆除内固定，并重新减压再次固定的方式，但两次手术间隔时间较短，创伤较大，对于患者的身体及心理都是考验。采用大通道内镜下切除关节突关节是一个创新性的治疗思路，目前内镜翻修临近节段的研究较多，但翻修手术节段的报道较少。本例翻修手术不从后方原切口到达关节突关节并进行切除，对椎管内干扰小，尤其是可以减少对走行根的刺激，同时降低感染风险。但此项技术对术者的脊柱内镜技术要求较高，最好是有腰椎内镜下融合手术的经验，如盲目做该手术可能因术中结构辨识不清，操作不够熟练，反而增加手术风险。

040 经皮腰椎内镜下融合术翻修经椎间孔入路腰椎内镜术后峡部裂

病历摘要

患者，女，80岁。

[主诉] 腰痛伴左下肢放射痛半年余。

[现病史] 患者半年余前无明显诱因出现腰痛，并伴左下肢放射痛，疼痛沿臀部向下放射至左小腿外侧、足背，咳嗽震动时疼痛症状加重，疼痛为持续性，否认双下肢无力、麻木不适，自行休息后症状缓解不佳。

[既往史] 脑梗死病史7年，残留右侧肢体活动不利。20年前行双膝人工关节置换术，术后17年行右膝人工关节翻修术，目前双膝关节活动可。

[查体] 患者被扶入病房，跛行步态，脊柱腰段未见明显畸形，腰椎棘突间隙及棘突旁无明显压痛。腰椎后伸活动受限，并可引发出左下肢疼痛症状。左下肢直腿抬高试验（+，10°），加强试验（+）。右下肢直腿抬高试验（-），双侧股神经牵拉试验（-）。双侧足背动脉搏动减弱。双下肢皮肤感觉无明显减退。左足踇背伸肌力4级，其余双下肢肌力、肌张力无明显异常。双侧膝腱、跟腱反射未引出。双侧Babinski征（-）。

[辅助检查] 术前腰椎正侧过屈过伸位X线片、脊柱全长正

侧位 X 线片、术前腰椎 CT 及术前腰椎 MRI 见图 40-1 至图 40-4。

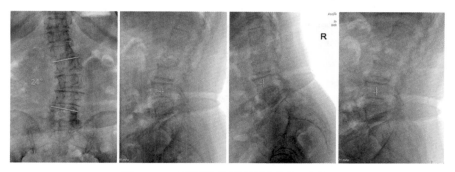

图 40-1　术前腰椎正侧过屈过伸位 X 线片

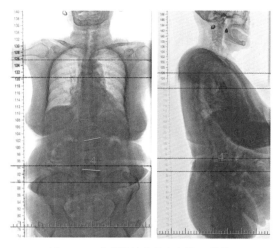

图 40-2　术前脊柱全长正侧位 X 线片

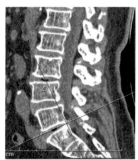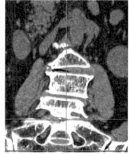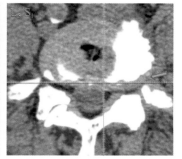

图 40-3　术前腰椎 CT（红色箭头所示为出口根走行区狭窄）

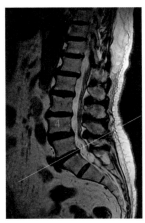
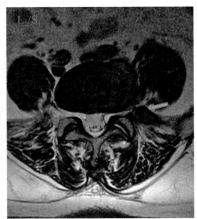

图 40-4　术前腰椎 MRI（红色箭头所示为神经根出口位置卡压）

　　[诊断]　L_5/S_1 左侧椎间孔狭窄；退行性脊柱侧凸（Lenke-Silva 分型 2 级）；陈旧性脑梗死；双膝人工关节置换术后；右膝人工关节翻修术后。

　　[治疗经过]　患者入院后完善相关检查，无手术禁忌证。为明确定位诊断，首先行局部麻醉下 L_4/L_5 腰椎间盘造影 + L_5 神经根激发 + 抑制试验：L_4/L_5 椎间盘造影未复制出患者腰骶部疼痛，未诱发出左下肢放射痛，造影剂未渗漏入椎管。经 L_5/S_1 左侧椎间孔穿刺刺激 L_5 出口神经根，可复制出患者左小腿疼痛症状，于局部注射 1% 利多卡因 + 曲安奈德 2 mL，患者自诉疼痛症状明显改善，直腿抬高试验（－），考虑 L_5 出口神经根受累。考虑患者既往基础疾病较多、高龄，全身麻醉风险大，遂于局部麻醉 + 强化下行 L_5/S_1 经皮内镜下左侧椎间孔减压、神经根松解。术中切除 S_1 上关节突尖部及部分下关节突，充分扩大椎间孔，探查 L_5 出口神经根松解良好后结束手术（图 40-5 至图 40-7）。

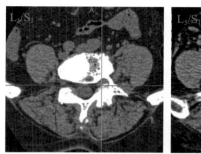
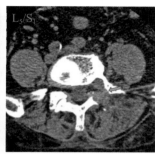

图 40-5　术前术后腰椎 CT 对比（红色箭头所示为横断面上的减压窗口）

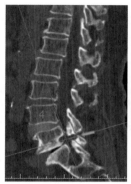
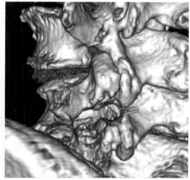

图 40-6　术后腰椎 CT 矢状位及三维重建（红色箭头所示为减压窗口）

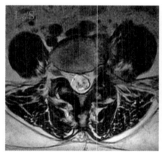
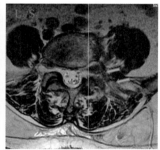

图 40-7　术前与术后腰椎 MRI 对比（红色箭头所示为左侧神经根管扩大）

出院 1 周后，患者活动后再次出现左下肢放射痛（自臀部放射下小腿后方、足背外侧及足底）并伴腰痛。VAS 评分：腰痛 6 分，下肢痛 7 分，较前加重。平卧时症状可缓解，站立及后仰时疼痛加重，自行休息后症状缓解不佳。遂再次入院，复查腰椎 X 线可

见 L_5/S_1 腰椎过屈过伸位不稳表现（图 40-8），复查腰椎 CT 提示 L_5 左侧峡部裂（图 40-9）。

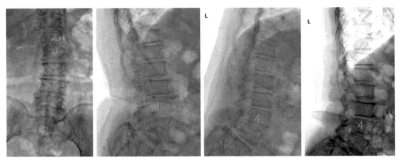

图 40-8　复查腰椎正侧过伸过屈位 X 线片

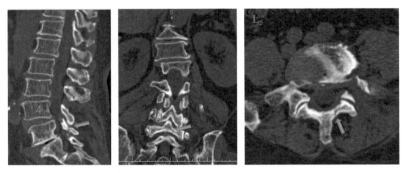

图 40-9　复查腰椎 CT（红色箭头所示为峡部骨折）

患者此次入院诊断为 L_5 椎板峡部裂，腰椎不稳。经术前评估后，行 L_5/S_1 经皮单侧双通道内镜下腰椎融合、经皮椎弓根钉内固定术（图 40-10、图 40-11）。

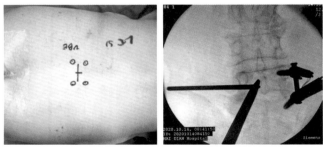

图 40-10　手术切口图片及术中透视

笔记

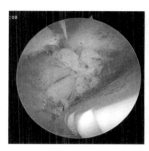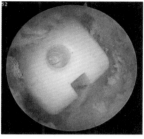

图 40-11　镜下直视下在拉钩保护下植入 cage

[随访]　术后复查腰椎正侧位 X 线片可见内固定及 cage 位置良好（图 40-12）。患者术后腰痛、左下肢放射痛症状缓解良好，术后 1 天下地活动。VAS 评分：腰痛 2 分，左下肢放射痛 1 分。术后 6 天出院。

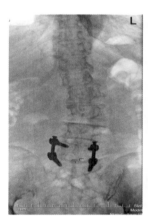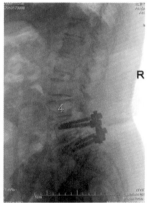

图 40-12　术后复查腰椎正侧位 X 线片

📋 病例分析

腰椎峡部裂（lumbar spondylolysis）是指腰椎的上下关节突与横突移行区骨质不连续或骨质缺损，也称峡部不连或椎弓崩裂。该病多见于从事重体力劳动及竞技运动者，可能与腰椎的反复屈

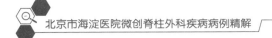

伸与旋转有关，少数与手术损伤相关。

在临床上，腰椎峡部裂的治疗大体上可分为保守治疗和手术治疗。治疗的目的都是改善患者临床症状，恢复患者日常功能。手术治疗通常通过制动、加压、植骨、内固定等方法使断裂的峡部骨性愈合，恢复原有结构。

对于本例患者来说，第一次手术为充分解除出口神经根的压迫，对下关节突进行了部分切除。由于患者骨质疏松较重，且未严格按照要求使用护具，出院后出现了 L_5 峡部骨折，导致神经根受压再次接受手术。因此，对于退行性脊柱侧弯畸形导致的椎间孔狭窄的病例，减压时避免过度切除下关节突及峡部骨质，术后注意抗骨质疏松治疗及严格地使用护具支撑；另外还应准确把握手术适应证，类似病例，身体条件适合融合的，推荐一期融合。

另外，UBE 技术辅助镜下融合有独特的优势：①可以获得较大的视野，器械较大，手术效率较高；②操作孔便于应用多种器械，处理椎间隙更彻底；③可以在镜下直视下观察保护出口及走行根的情况并放置 cage，更安全；④相对于开放手术来说，创伤小、出血少。当然，目前此类手术完成例数不多，全内镜下经单侧双通道下腰椎椎体间融合术的疗效、安全性及融合率仍然需要大量病例的长时间随访结果证实，与传统腰椎椎体间融合手术的对照研究可以提供进一步的循证医学证据。

病例点评

脊柱侧弯患者出现一侧的单一神经根性症状时，行局部单纯内镜下减压是微创治疗的一种理想方式，避免了较大的脊柱矫形手术，同时能够直接解除神经受压。但是手术的前提是准确的神经定位，因此术前造影＋抑制试验尤为重要。在手术过程中，需要花时间辨别异常的解剖位置，在进入椎管后再次透视确认手术节段是否准确。在减压时一定要注意尽量少切除下关节突，因为过多切除可能会导致凹侧力学支撑点的削弱，最终导致峡部骨折。本例患者尽管没有在第一次术中出现骨折，但局部减压造成力学强度的丢失是不争的事实，所以患者在术后不久即出现峡部骨折，这种骨折也应是医源性骨折的一种类型。内固定融合手术是一种常见的补救方法，该病例选择镜下融合不仅可以减少软组织损伤，同时利用了第一次手术的切口直接进入，可清晰地观察到峡部骨折的具体位置。切除断裂的下关节突后，神经受压当即解除。在拉钩保护下植入融合器，也使手术更直观，更安全。

041　腰椎内镜下融合术治疗椎间盘源性腰痛

病历摘要

患者，女，53岁。

[主诉]　腰痛伴右下肢放射痛1年余。

[现病史]　患者1年余前无明显诱因出现腰部疼痛，右侧较重，活动后加重，休息后可减轻，疼痛时无法活动，行口服止痛药物治疗后症状可缓解。此后症状反复发作，行理疗、口服药物治疗、局部封闭治疗后症状可减轻。于当地医院行腰椎MRI检查提示L_4/L_5椎间盘突出。近日受凉后上述症状再次出现，遂就诊于我院急诊，急诊以"腰痛待查"收入科。

[查体]　患者步入病房，正常步态，脊柱未见明显畸形，L_4/L_5节段棘突压痛（＋），L_4/L_5右侧椎旁压痛（－）。腰椎活动受限，双下肢直腿抬高试验（－），加强试验（－）。双侧股神经牵拉试验（－）。双侧足背动脉搏动可。双下肢感觉、肌力、肌张力无明显异常。双侧膝腱反射、跟腱反射未引出。双侧Babinski征（－）。VAS评分：腰痛7分。ODI：80%。

[辅助检查]

（1）术前腰椎正侧过伸过屈位X线片见图41-1。

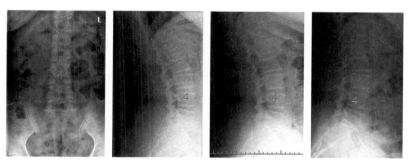

图 41-1　术前腰椎正侧过伸过屈位 X 线片

（2）术前腰椎 CT（图 41-2）。

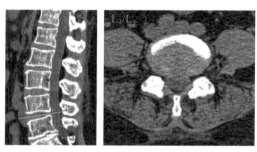

图 41-2　术前腰椎 CT

（3）术前腰椎 MRI：L_4/L_5 节段纤维环破口，L_5/S_1 节段终板炎（图 41-3）。

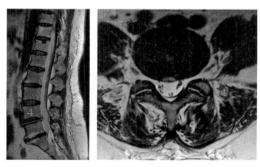

图 41-3　术前腰椎 MRI

［诊断］　椎间盘源性腰痛（L_4/L_5）。

［治疗经过］　患者入院后完善相关检查，无手术禁忌证。为

明确责任节段，先行 L_4/L_5 椎间盘造影＋封闭，椎间盘造影（＋），封闭治疗后腰痛症状明显缓解，遂行 L_4/L_5 经皮内镜下腰椎管减压、植骨融合内固定术。麻醉成功后患者取俯卧位，C 臂透视下行 L_4/L_5 间隙及椎弓根体表定位，常规进行术区消毒铺巾。C 臂透视下定位 L_4/L_5 左侧椎弓根，于体表定位外约 1 cm 处置入穿刺针，透视下调至椎弓根外上缘处，证实位置良好后沿穿刺针置入导针并拔出穿刺针，沿导针经皮拧入 2 枚椎弓根螺钉，C 臂透视下证实椎弓根螺钉位置良好，经皮置入连接棒并拧入椎弓根螺钉尾帽，适量椎间撑开后校紧钉杆系统。取 L_4、L_5 右侧椎弓根外缘连线外 1 cm 做约 2 cm 皮肤切口，切开筋膜，顺次插入一次性扩张套筒建立通道，置入腰椎内镜，清理镜下软组织及止血，显露 L_4/L_5 椎间小关节，用磨锯磨除 L_4 右侧下关节突及 L_5 部分上关节突，扩大骨性椎管，注意保护神经根及硬脊膜，切开纤维环，更换套筒，使用镜下铰刀及刮刀清除髓核及软组织，显露骨性终板。填塞植骨后，使用可撑开融合器打入椎间隙，透视位置佳。同法置入右侧 2 枚椎弓根螺钉，并穿棒固定。C 臂透视下见腰椎内固定位置良好（图 41-4）。冲洗术野，逐层缝合切口，用无菌敷料包扎。

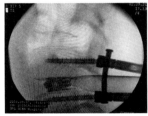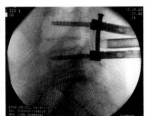

图 41-4　术中透视见内固定位置良好

［随访］

（1）术后腰椎正侧位 X 线片：内固定位置良好（图 41-5）。

术后 VAS 评分：腰痛 2 分。

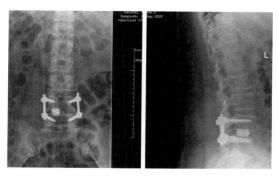

图 41-5　术后腰椎正侧位 X 线片

（2）术后 1 个月腰椎正侧位 X 线片提示内固定位置良好，无松动及移位（图 41-6）。

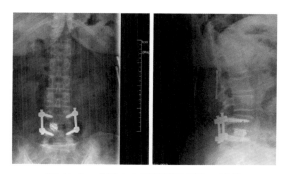

图 41-6　术后 1 个月腰椎正侧位 X 线片

（3）术后 3 个月腰椎 CT：内固定位置良好（图 41-7）。术后 3 个月 VAS 评分：腰痛 1 分，ODI：13%。

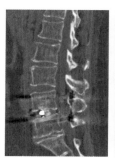
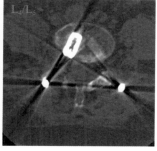

图 41-7　术后 3 个月腰椎 CT

病例分析

椎间盘源性腰痛（discogenic low back pain，DLBP）是指椎间盘退变后其内疼痛感受器接受疼痛刺激信号产生严重腰痛。在临床实践中发现，有些患者有严重腰痛，但几乎不伴其他体征，影像学检查除了一般的椎间盘退行性改变外并无特异性发现，在行椎间盘造影时有些退变的椎间盘注入造影剂后可以诱发出与平时位置一致的疼痛。对诱发痛阳性的椎间盘患者予以处理后，患者症状明显缓解，因而推测某些椎间盘退变并没有对椎间盘以外组织造成机械或炎症刺激，即没有神经根受压、节段性不稳定等表现，也可以导致腰痛。其临床表现为顽固性的腰痛伴明显功能障碍、很少有明显的阳性体征，尽管没有神经根受压的表现，但可以并发腹股沟痛、大腿前外侧痛或小腿外侧的呈根性分布特点的放射痛。多数患者经保守治疗就能达到满意的效果，若保守治疗无效可考虑手术治疗，如椎间盘射频消融治疗、各种入路的椎间融合术等。

病例点评

该患者以腰痛症状为主，虽经保守治疗后症状可好转，但1余年来症状反复发作，严重时无法下地活动，严重影响日常生活，为求手术治疗来院。影像学检查提示 L_4/L_5 节段明显退变，且 L_4/L_5 椎间盘纤维环有裂口，并无明显突出及神经受压表现。入院后行 L_4/L_5 椎间盘造影，结果为阳性，封闭治疗后腰痛症状明显减轻，考虑疼痛由椎间盘引起。主要手术方案可选择椎间盘射频消融、椎间融合术等。传统开放手术须对椎旁肌进行剥离，会对周围软组织造成破坏，术后恢复较慢。椎间盘射频消融的优势在于创伤小、恢复快，但有复发的风险，与患者商议后患者不能接受复发风险而选择腰椎融合术，椎间融合是目前治疗椎间盘源性腰痛疗效最为稳定的治疗方式。目前脊柱内镜可以做到腰椎融合的技术，因此选择经皮椎弓根螺钉＋内镜下椎管减压椎间融合术。术后1天患者即可下地活动，腰痛症状缓解明显，随访半年效果良好。内镜下融合手术恢复快、创伤小，此患者采用了镜下可撑开融合器，但其植骨量较少，椎间融合情况仍需长期随访。

参考文献

1. 郭钧，陈仲强，郭昭庆，等. 椎间盘源性腰痛的临床特点与治疗. 中国脊柱脊髓杂志，2007，17（3）：177-181.

2. 张建伟，刁文博，高建，等. 腰椎退行性疾病的改良脊柱内镜下融合术. 中国矫形外科杂志，2021，29（15）：1401-1405.

3. 杨晋才，海涌，丁一，等. 经皮内镜辅助下经椎间孔腰椎减压融合术治疗腰椎管狭窄症. 中华医学杂志，2018，98（45）：3711.

4. HE L, FENG H Y, MA X, et al. Percutaneous endoscopic posterior lumbar interbody fusion for the treatment of degenerative lumbar diseases：a technical note and summary of the initial clinical outcomes. Br J Neurosurg, 2021：1-6.

042 UBE 技术治疗腰椎后缘离断

📋 病历摘要

患者，男，32 岁。

[主诉] 左下肢疼痛、麻木 2 年，加重 6 个月。

[现病史] 患者 2 年前无明显诱因出现左下肢疼痛、麻木感，疼痛及麻木感位于大腿后侧。曾行卧床休息及止痛药物等治疗，症状有所缓解。6 个月前无明显诱因自觉左下肢疼痛加重，伴足跟麻木感，症状逐渐加重，曾行卧床休息及止痛药物等治疗，症状不断加重，遂来我院门诊就诊。睡眠不佳、饮食及二便正常。

[查体] 正常步态，腰部屈伸活动受限，双侧下肢皮肤感觉对称正常，鞍区感觉正常。双下肢肌力 5 级，双侧直腿抬高试验（－），生理反射存在。病理反射未引出。VAS 评分：左下肢痛 7 分。ODI：64.8%。

[辅助检查]

（1）术前腰椎正侧位、过屈过伸位 X 线片：腰椎退行性改变，腰椎活动度降低，无明显节段性不稳定（图 42-1、图 42-2）。

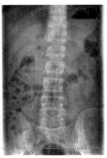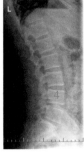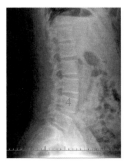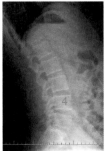

图 42-1 术前腰椎正侧位 X 线片　　图 42-2 术前腰椎过屈过伸位 X 线片

笔记

（2）术前腰椎 CT：腰椎退行性改变、S_1 椎体后缘离断，L_5/S_1 腰椎间盘突出（图 42-3、图 42-4）。

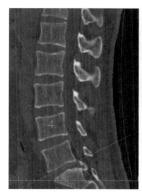
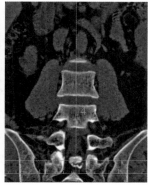

图 42-3　术前腰椎 CT 检查（矢状位及冠状位）

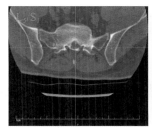
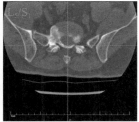

图 42-4　术前腰椎 CT 检查（轴位）

（3）术前腰椎 CT 三维重建见图 42-5。

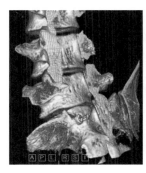
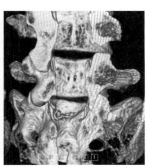

图 42-5　术前腰椎 CT 三维重建

（4）术前腰椎 MRI：L_5/S_1 腰椎间盘突出，左侧硬膜囊及神经根受压（图 42-6）。

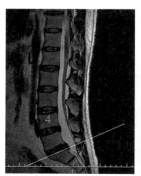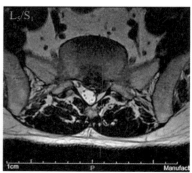

图 42-6　术前腰椎 MRI

［诊断］　腰椎间盘突出症（L₅/S₁后缘离断）。

［治疗经过］　患者入院后完善术前检查，无手术禁忌证，于全身麻醉下行后入路单侧双通道内镜下腰椎管减压术，术中 C 臂透视下定位 L₅/S₁ 节段左侧椎板间隙，取 L₅/S₁ 左侧椎弓根内缘连线平间隙水平外约 1 cm 切口，顺次插入扩张套筒建立器械通道，于该切口上方约 3 cm 处再做 1 cm 切口，逐级扩张后建立内镜观察通道，置入镜头（图 42-7）。镜下观察器械到达棘突基底部。使用双极射频清理镜下软组织及止血，用磨钻、椎板咬骨钳对部分 L₅ 下关节突、S₁ 上关节突及相邻部分椎板咬除，扩大减压 L₅/S₁ 节段椎管及 L₅、S₁ 神经根管，切除部分黄韧带，逐渐进入椎管，进一步对黄韧带进行切除，探查见椎体后缘离断（图 42-8），部分髓核压迫神经根伴神经根水肿充血，钝性保护神经根后继续探查见椎体后缘离断、髓核突出、卡压神经根，用磨钻、椎板咬骨钳、镜下骨刀及骨凿切除离断后缘、脱出髓核及部分突出纤维环。术毕探查可见硬膜囊及神经根完全松解（图 42-9）。术后腰椎 CT 可见椎管充分减压（图 42-10）。VAS 评分：腰痛 0 分，下肢痛 1 分。

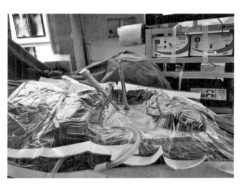

图 42-7　UBE 通道置入位置

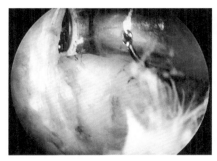

图 42-8　镜下探查离断后缘

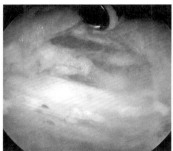

图 42-9　镜下探查神经

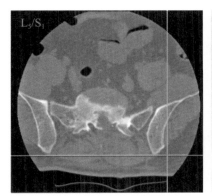

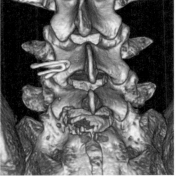

图 42-10　术后腰椎 CT 检查

[随访]　术后 6 个月复查腰椎 MRI：离断后缘充分切除，神经压迫已解除（图 42-11）。VAS 评分：腰痛 0 分，下肢痛 0 分。ODI：17.2%。

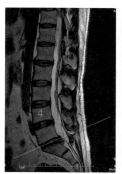
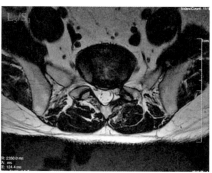

图 42-11　术后 6 个月复查腰椎 MRI

病例分析

　　椎体后缘离断是椎体骺板次发骨化中心发生的骨软骨病，椎体后缘畸形、软骨结节和相邻椎间盘一起突入椎管。手术中可见椎体后缘与椎间盘一起向后突出，骨软骨性突出为椎间盘突出的一部分，质硬，范围大，为硬性突出，切除困难。突出部分的内压多正常。椎间盘造影可显示髓核形态接近正常，侧位片上呈现圆形、椭圆形或马蹄形，比较饱满，但偏向后方，根据椎间盘突出情况也可呈多支分散状或显示纤维环裂隙。椎体后缘离断症的手术治疗仍有争议。在手术中显露离断的椎体后缘和突出椎间盘的复合体后，神经根和马尾回缩至中线，容易造成神经结构损伤、术后早期感觉异常和术后药物使用的发生率均高于单纯的软性椎间盘突出，椎体后缘离断症患者的手术不良反应风险大于腰椎间盘突出症患者。椎体离断后缘切除前应选择合适的手术角度和良好的操作视野，有利于对离断后缘的有效切除。如果采用单通道经椎间孔入路内镜手术时，可以使用环锯、骨凿、骨刀或磨钻等工具来切除离断后缘。当突出的椎间盘组织被摘除后，离断后缘的基底部显露，可以进行第二次椎间孔成形术。当软性椎间盘突出是主要的疼痛源时，应首先切除突出的椎间盘，然后部分切除离断后缘，扩大外侧侧隐窝或中央管。当离断后缘是产生疼痛的主要因素时，去除椎管内的离断后缘是手术的主要目的。内镜手术治疗椎体后缘离断症可对神经根管和中央管进行减压，良好的椎间孔成形术可以很好地显露离断后缘及突出复合体，有助于切除离断后缘、突出的椎间盘、钙化碎片、增生的上关节突和增生肥厚的黄韧带，对神经根进行 270° 减压，获得良好的神经恢复和疼痛缓解的同时降低并发症发生率。

病例点评

椎体后缘离断症多发于青少年，最常见于 S_1 椎体上缘和 L_5 椎体下缘，胸椎发生率相对较低，颈椎也有报道。此症常常伴发腰椎间盘突出，部分临床医师认识不足，因此漏诊率较高。此症常需手术干预，保守治疗效果欠佳，但也有影像学检查发现病变自然消退的病例报道（保守治疗后，骨质吸收，临床症状消失）。手术治疗术式多样，可单纯开窗减压、脊柱内镜治疗、减压固定融合等。但是，目前缺乏一致的治疗策略，且存在许多不同的意见，包括减压方式的选择、是否去除离断后缘碎片和（或）椎间盘，以及额外脊柱融合的必要性。开放手术导致的脊柱后部结构破坏可能影响术后结果，如腰痛、医源性不稳定和硬膜外瘢痕。因此，达到足够的神经减压和减少手术创伤是非常重要的，特别是对于青少年和年轻人，内镜手术已被认可是一种安全可靠的微创手术，可减少失血、硬膜外瘢痕和医源性不稳定。单通道内镜因工具的大小和强度原因，工作效率不高，工具损伤概率大；UBE 采用传统手术工具，可以避免以上缺点。本例采用后方 UBE 手术，因观察通道与工作通道角度不同，可以获得更大的操作角度，避免神经损伤，使用特殊工具将钙化结构打入椎间隙内，再进行二次取出，减少对神经的刺激。手术中能够使用开放手术器械，对于骨性致压物的处理更加安全、彻底。根据我们的经验，LDH 合并椎体后缘离断的临床症状主要是椎间盘突出所致。由于骨碎片质地坚硬，边缘锋利，应先切除突出的椎间盘，以获得更大的手术空间，避免神经根损伤和硬脑膜撕裂。切除突出椎间盘后，应使用磨钻、椎板咬骨钳及骨凿等在内镜监视下逐步切除骨碎片，直至将所有松动和可移动的碎片清除。是否切除固定的碎片取决于它们是否压迫了神经根，导致硬膜囊或神经根受压的碎片需要被完全切除。如果碎片没有造成压迫，可以继续保留，以防止椎间结构的广泛损伤。UBE 治疗椎体后缘离断症的短期临床结果令人满意。

参考文献

1.　ZHENG Z Z, TU Z, LI Y, et al. Full-Endoscopic Lumbar Discectomy for Lumbar Disc Herniation with Posterior Ring Apophysis Fracture: a Retrospective Study. World Neurosurg, 2018: S1878-8750（18）32877-8.

2.　WU X, MA W, DU H, et al. A review of current treatment of lumbar posterior ring apophysis fracture with lumbar disc herniation. Eur Spine J, 2013, 22（3）: 475-488.

043 脊柱经皮内镜治疗罕见脊柱重度感染

病历摘要

患者，女，53岁。

[主诉] 间断腰痛半年，加重4天。

[现病史] 患者半年前摔伤后出现腰部疼痛，呈持续性酸痛不适，症状间断出现，4天前无明显诱因症状加重，右侧较重，床上翻身、改变体位时症状加重，疼痛放射至右侧大腿前侧，伴双下肢无力。近半年来偶伴发热，具体不详，自发病以来体重下降约5 kg。

[查体] L_3/L_4水平棘突间及右侧椎旁有压痛、叩击痛，腰部屈伸活动受限，双侧下肢皮肤感觉对称正常，鞍区感觉正常。双下肢肌力5级，生理反射存在，病理反射未引出。VAS评分：背痛7分。ODI：75%。

[辅助检查]

（1）术前腰椎正侧位、过屈过伸位X线片：腰椎退行性改变（图43-1、图43-2）。

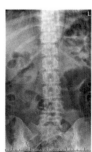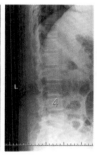
图43-1　术前腰椎正侧位X线片

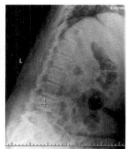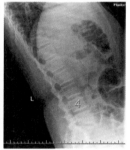
图43-2　术前腰椎过屈过伸位X线片

（2）术前腰椎 CT 检查：未见明显狭窄、突出（图 43-3）。

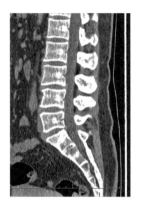

图 43-3　术前腰椎 CT 检查

（3）术前腰椎 MRI：未见明显狭窄、突出（图 43-4）。

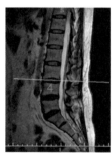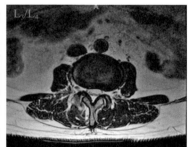

图 43-4　术前腰椎 MRI

［诊断］　脓毒症；脊柱周围软组织感染；肺多发脓肿；肝脓肿；2 型糖尿病。

［治疗经过］　患者入院 4 天后间断出现高热，后体温持续性升高，最高达 39.8 ℃，胸腹 CT 可见双肺多发脓肿迅速进展，肝脓肿（图 43-5）；背部 B 超及脊柱 MRI 可见 T_1-S_1 椎体后脓肿，进展迅速，部分脓肿进入椎管内硬膜外（图 43-6 至图 43-9）。超声引导下行背部脓肿穿刺活检，脓液培养及基因测序结果提示肺炎克雷伯菌感染（表 43-1、图 43-10）。经 MDT 多次调整抗生素

用药并积极给予补充营养、控制血糖、调整电解质及体液平衡等对症支持治疗，脓肿仍继续进展，遂于局部麻醉下行经皮内镜下脓肿探查、清创、引流术，患者取俯卧位（图 43-11），常规进行术区消毒铺巾，于 L_4 节段水平棘突旁开 4 cm 行 1% 利多卡因 + 罗哌卡因 10 mL 局部浸润麻醉，取 7 mm 切口，顺次插入一次性扩张套筒建立通道，可见通道内不断有脓液流出直至伴血性，无明显臭味，脓液共约 300 mL（图 43-12），留取培养，置入内镜可见深达椎板的坏死及污染组织，伴组织水肿，使用等离子射频镜下止血，逐步分离组织分隔，内镜下探查组织分隔内脓液及坏死组织，经通道引导残余脓液及坏死组织流净，再经工作通道于深筋膜下置入引流管 1 根（图 43-13）；撤出工作通道，使用同样方式于 L_1 节段和 T_{12} 节段水平分别置入引流管各 1 根，对 L_4 水平的引流管使用无菌生理盐水持续冲洗，对 L_1 及 T_{12} 节段的引流管进行负压吸引，至引流液清亮，未见明显脓液流出，缝合伤口。术后患者腰腿痛较轻，感染指标逐步下降，复查腰椎、胸椎 MRI 可见椎管内及椎后脓肿减少（图 43-14、图 43-15），后再次在局部麻醉下行经皮内镜下脓肿探查、清创、引流术。取俯卧位，常规进行术区消毒铺巾，于 T_7 节段水平棘突旁开 3 cm 行 1% 利多卡因 + 罗哌卡因 10 mL 局部浸润麻醉，取 7 mm 切口，顺次插入一次性扩张套筒建立通道，可见通道内脓液不断流出直至伴血性，无明显臭味，脓液共约 30 mL，留取培养，置入内镜可见深达椎板的坏死及污染组织，伴组织水肿，逐步分离组织分隔，内镜下探查组织分隔内脓液及坏死组织，经通道引导残余脓液及坏死组

笔记

织流净，再经工作通道于深筋膜下置入引流管 1 根；撤出工作通道，使用同样方式于 T_5 节段置入引流管 1 根，引流管接负压吸引，至引流液为血性、无明显脓液时缝合伤口。术后患者症状、感染指标明显好转，继续予敏感抗生素治疗，术后患者腰腿痛明显较轻，感染指标逐步下降，复查腰椎、胸椎 MRI 可见椎管内及椎后脓肿明显减少（图 43-16、图 43-17），患者双下肢感觉、运动良好。出院时 VAS 评分：腰痛 2 分，下肢痛 0 分。ODI：21.3%。

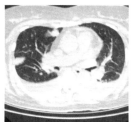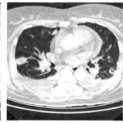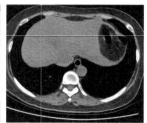

图 43-5　胸部及腹部 CT

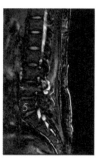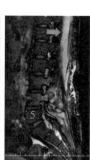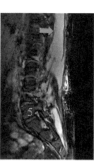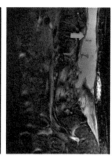

图 43-6　腰椎 MRI 检查（矢状位）

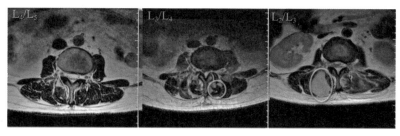

图 43-7　腰椎 MRI 检查（轴位）

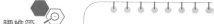

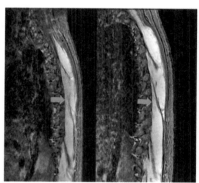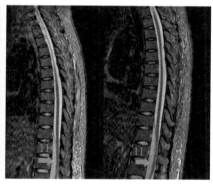

图 43-8　胸椎 MRI 检查（矢状位）

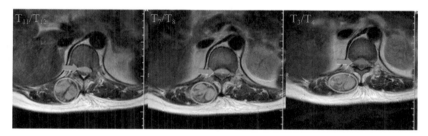

图 43-9　胸椎 MRI 检查（轴位）

表 43-1　脓液培养结果

菌种名称（SPE）	肺炎克雷伯菌肺炎亚种		
报阳时间	11	h	
头孢西丁（CEFOX）	≤ 4	mg/L	敏感 [S]
头孢呋辛钠（CXM）	2	μg/mL	敏感 [S]
头孢呋辛酯（CXM）	2	μg/mL	敏感 [S]
头孢曲松（CRO）	≤ 0.25	μg/mL	敏感 [S]
头孢他啶（CEFTA）	≤ 0.12	μg/mL	敏感 [S]
头孢吡肟（CEFEP）	≤ 0.12	μg/mL	敏感 [S]
哌拉西林 / 他唑巴坦（PIP）	≤ 4	μg/mL	敏感 [S]
亚胺培南（IMI）	≤ 0.25	μg/mL	敏感 [S]
厄他培南（ETP）	≤ 0.12	μg/mL	敏感 [S]
阿米卡星（AMI）	≤ 2	μg/mL	敏感 [S]

续表

检验项目	检验结果	单位	提示
左旋氧氟沙星（LEV）	≤ 0.12	μg/mL	敏感 [S]
头孢哌酮 / 舒巴坦（CSL）	≤ 8	mg/L	敏感 [S]
阿莫西林 / 克拉维酸（AMO/CLA）	≤ 2	mg/L	敏感 [S]
替加环素（TGC）	≤ 0.5	μg/mL	敏感 [S]
复方新诺明（SMZCO）	≤ 20	μg/mL	敏感 [S]

	属			种		
革兰氏染色	属名	相对丰度（%）	序列数	种名	鉴定置信度（%）	序列数
G-	克雷伯菌属 *Klebsiella*	75.8	963	肺炎克雷伯菌 *Klebsiella pneumoniae*	99.0	374

图 43-10 脓液基因测序结果

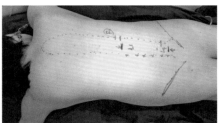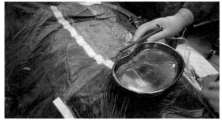

图 43-11 体位及体表标记　　　图 43-12 置入通道后大量脓液流出

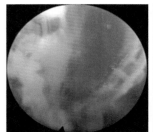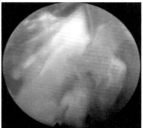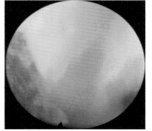

图 43-13 镜下探查脓液充分流出

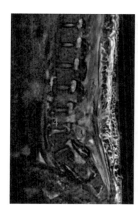
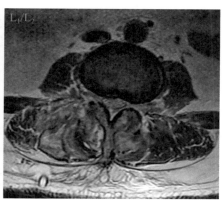

图 43-14　第 1 次术后复查腰椎 MRI

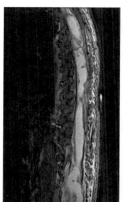
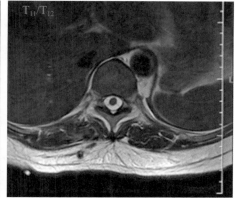

图 43-15　第 1 次术后复查胸椎 MRI

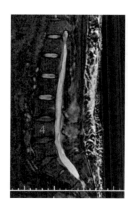
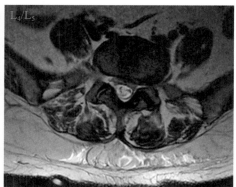

图 43-16　第 2 次术后复查腰椎 MRI

笔记

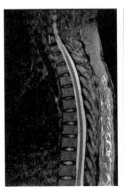
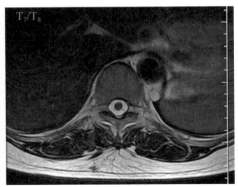

图 43-17　第 2 次术后复查胸椎 MRI

［随访］

（1）术后 6 个月随访，患者胸腰椎 MRI 可见椎管宽大，未见感染灶（图 43-18）。VAS 评分：腰痛 0 分，下肢痛 0 分。ODI：10%。

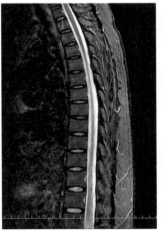
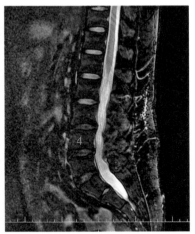

图 43-18　术后 6 个月复查胸腰椎 MRI

（2）术后 12 个月随访，患者胸腰椎 MRI 可见未见感染灶（图 43-19），伤口愈合良好（图 43-20），腰椎活动良好（图 43-21）。

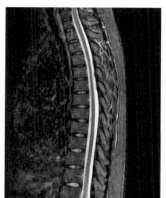
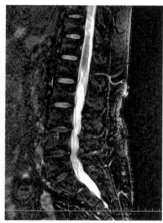

图 43-19　术后 12 个月复查胸腰椎 MRI

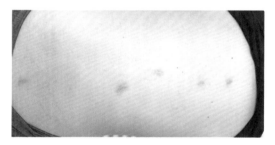

图 43-20　术后 12 个月伤口愈合情况

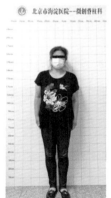
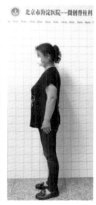
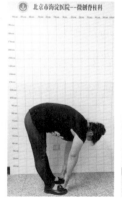
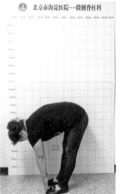

图 43-21　术后 12 个月大体像

病例分析

脊柱感染的发病率为 1.9% ～ 20%，仅脊柱化脓性骨髓炎的致死率可达 2% ～ 17%，脊柱周围丰富的血供是导致感染多变的结构基础。脊柱感染的临床症状不典型，仅 28% 的人能在 1 个月内及时发现感染，平均诊断时间为 1.8 个月，从出现症状到确诊，培养阳性者平均为 30.2 天，阴性者为 72.2 天，仅有发热表现的患者为 52%，仅有疼痛者可达 90%，但特征性不足，少数患者可出现肌肉紧张和曲度改变。细菌培养是诊断的金标准，但阳性率仅为 25% ～ 50%。肺炎克雷伯菌是一种 G^- 杆菌，为机会性病原体，通常出现在感染、住院或免疫功能低下的个体，是社区获得性感染的主要病因。20 世纪 80 年代，亚太地区开始出现高毒力肺炎克雷伯菌所致的肝脓肿、眼内感染、脑膜炎及血行感染等严重感染病例，死亡率高达 4.5% ～ 31%。随着研究进展发现高毒力肺炎克雷伯菌大多对抗生素高度敏感。肺炎克雷伯菌所致软组织感染可导致非梭状菌气性坏疽，致残、致死率极高，早期诊断、早期和彻底手术是最有效的治疗手段，全身支持治疗、充分的抗菌药物治疗是治疗及改善预后的关键。脊柱感染的非手术治疗应早期应用广谱抗生素或基于细菌培养结果或药敏试验结果选用敏感抗生素，但不可长时间用药，易导致耐药。不同的抗菌药物在髓核内的穿透性和分布差异性大，应积极治疗基础疾病及提供营养支持。非手术治疗的成功率为 35% ～ 75%，31% 的患者对生活质量不满意，仅 14% 的患者治疗后疼痛消失。前路手术适用于大多数病例，方便清除椎体和椎间盘感染灶，重建稳定性；后路手术方便脓肿引流并放置内固定，但是手术风险高，死亡率可达 4%，远期并发症如骨折、骨不连、进行性后凸常见；内植物可能引发免疫反应或成为新的感染来源，加重感染。内镜下清创引流术是一次大胆的尝试，脊柱内镜手术操作简单、侵袭性小，可降低麻醉和手术风险，减少手术并发症；术中可留取病理，直视下可在不同区域进行足够的采样，方便及时和准确地识别病原体，提高诊断率，但是内镜手术受限于内镜的视野和操作空间，清创范围较小，需要留置引流管进行长期冲洗，以保证充分的引流。

🩺 病例点评

在保守治疗无效的情况下，手术治疗是脊柱感染的标准化治疗。该患者起病隐匿，进展迅速，椎旁及椎管内脓肿波及范围较大；软组织、腰背肌功能受累破坏；随时可能出现瘫痪，甚至出现生命危险。在病原菌高毒力肺炎克雷伯菌已经诊断明确的情况下，连续使用敏感抗生素，患者病情仍不断进展，随时可能诱发非梭状菌气性坏疽，致残和死亡可能性极高，必须及时手术和进行充分的抗菌药物治疗，但该患者无法耐受传统开放手术带来的大量体液丢失、继发低蛋白血症、水电解质失衡等严重并发症，无法接受全身麻醉手术。脊柱内镜手术治疗脊柱感染所致脊柱周围脓肿是一种开创性的治疗方式，国内外鲜有报道，微创手术的侵袭性小、能够降低麻醉和手术风险，减少手术并发症，内镜采用多点式清创、引流，有效维持了后方肌肉的存在与功能。但是，目前此种治疗方式的循证医学证据不多，暂无法作为规范化手术

笔记

方式开展。获取感染标本并确定菌种，有效、准确的抗生素选择是治疗成功的关键。

参考文献

1. MAGILL S S，EDWARDS J R，BAMBERG W，et al. Multistate point-prevalence survey of health care-associated infections. N Engl J Med，2014，370（13）：1198-1208.

2. 万超，谢炜星，晋大祥. 腰椎肺炎克雷伯菌感染 1 例报告. 中国脊柱脊髓杂志，2016，26（6）：568-570.

3. GUERADO E，ANA MARÍA CERVÁN. Surgical treatment of spondylodiscitis. An update. Int Orthop，2012，36（2）：413-420.

4. YANG S C，CHIU Y C，CHEN H S，et al. Percutaneous endoscopic debridement and drainage for the treatment of instrumented lumbar spine infection. J Orthop Surg（Hong Kong），2019，27（3）：2309499019863356.

044 经椎间孔入路腰椎内镜治疗腰椎间盘囊肿

病历摘要

患者，女，83 岁。

[主诉] 腰痛伴右下肢放射痛 1 周余。

[现病史] 患者 1 周余前无明显诱因出现下腰痛，同时伴右下肢放射痛，沿臀部后方放射至右小腿后外侧，卧床休息时症状缓解，行走约 300 米后疼痛加重，伴右下肢酸胀无力，自行局部理疗、卧床休息等症状缓解不佳，遂于我院门诊就诊。行腰椎 CT 检查示 T_{12}、L_1 椎体压缩，L_4-S_1 椎管狭窄，椎间盘突出，门诊以"腰椎管狭窄症"收入院。

[查体] 患者步入病房，跛行步态，脊柱腰段可见轻度侧弯畸形，T_{12}-L_2 叩击痛（＋），L_4/L_5 棘突间隙压痛（＋），叩击痛（＋）。脊柱纵向叩击痛（－）。腰椎屈伸活动受限。双下肢直腿抬高试验（－）。双侧股神经牵拉试验（－）。双侧足背动脉搏动可。右足背皮肤感觉稍减退，右小腿后外侧皮肤痛觉过敏。双下肢肌力、肌张力无明显异常。双侧膝腱、跟腱反射未引出。双侧 Babinski 征（－）。ODI：66%；VAS 评分：腰痛 2 分，右下肢 7 分。

[辅助检查]

（1）术前腰椎正侧过伸过屈位 X 线片：L_1 椎体楔形变；脊柱侧弯畸形；重度骨质疏松；动力位未见明显不稳表现（图 44-1）。

笔记

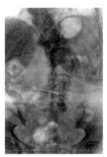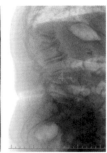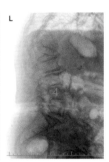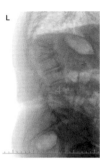

图 44-1　术前腰椎正侧过伸过屈位 X 线片

（2）术前腰椎 CT 检查：T_{12}、L_1 椎体压缩，L_4-S_1 椎管狭窄，椎间盘突出（图 44-2）。

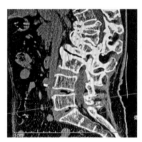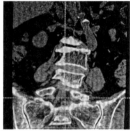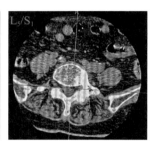

图 44-2　术前腰椎 CT

（3）术前腰椎 MRI：T_{12} 及 L_1 椎体楔形变；L_5 椎体后下缘椎管内可见占位性病变（如图 44-3 中红色圆圈所示），S_1 走行神经根受压。

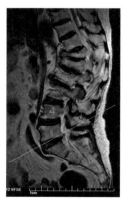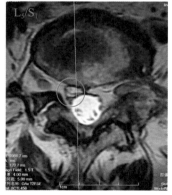

图 44-3　术前腰椎 MRI（L_5/S_1 切面）

（4）术前腰椎增强 MRI 示：L_5/S_1 节段椎管内占位，强化相可见肿物环周强化，与周围界线清晰（图 44-4、图 44-5）。

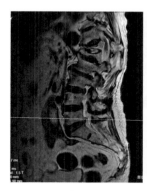
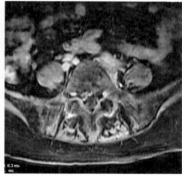

图 44-4　术前腰椎增强 MRI（L_5/S_1 肿物横切面，红色圆圈所示）

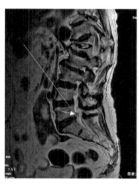
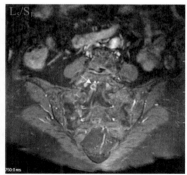

图 44-5　术前腰椎增强 MRI（L_5/S_1 肿物纵切面，白色箭头所示）

［诊断］　腰椎间盘囊肿（L_5/S_1）；退变性脊柱侧弯。

［治疗经过］

（1）入院后积极完善术前检查，并且术前在 C 臂透视引导下行"选择性神经根阻滞术"。于 L_5/S_1 右侧椎间孔区域刺激 L_5 出行神经根，未诱发复制出右下肢疼痛。后于右侧第一骶孔区域刺激 S_1 根，可诱发复制出右小腿后外侧疼痛，同时，局部注射 1% 利多卡因后，疼痛症状缓解；考虑 S_1 神经根受累（图 44-6）。

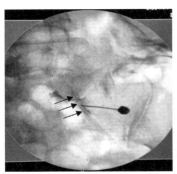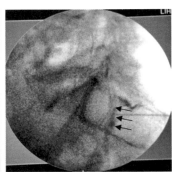

图 44-6　C 臂透视下选择性神经根阻滞
（黑色箭头所示为造影剂显示的 S_1 神经根走行轨迹）

（2）行经皮内镜下椎管内肿物探查 + 切除术。完善入院相关检查后，考虑患者高龄、重度骨质疏松，择期行经皮内镜下腰椎间盘囊肿切除术。患者采取俯卧位，局部麻醉满意后，行 L_5 上关节突成形，并置入工作通道。镜下探查可见在 L_5 椎体后下缘于椎间盘交界处直径约 5 mm × 5 mm 半圆形囊肿突出于椎管内，压迫 S_1 走行根。充分松解分离囊肿周围粘连带，切开囊肿外壁后可见淡黄色浆液流出。充分切除囊壁，镜下探查神经根松解良好后，术毕。术后第 2 天患者 VAS 评分：腰部 2 分，右腿 2 分，可戴支具下地活动（图 44-7）。

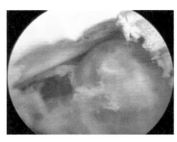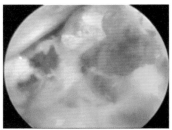

图 44-7　镜下可见椎间盘囊肿形态以及切开囊肿后的淡黄色带有血丝的浆性液体

［随访］　术后腰椎 MRI：可见椎间盘囊肿切除，神经根松解良好，神经减压充分（图 44-8）。术后病理：结合术中所见、组

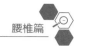

织改变及免疫组化,提示椎间盘囊肿。术后1个月、3个月电话随访,患者右下肢疼痛得到有效缓解, VAS 评分 0 分。

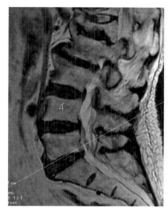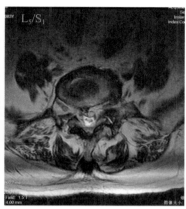

图 44-8 术后腰椎 MRI

病例分析

腰椎间盘囊肿是一种少见的硬膜外占位性病变,Chiba 等首先提出了椎间盘囊肿这一名称,目前该病报道较少,其症状与腰椎间盘突出症相似。其发生原因仍然不清楚,有几种发病机制假说。一种观点认为由于椎间盘突出或损伤导致的硬膜外静脉丛出血导致硬膜外血肿形成,在血肿的吸收过程中,特殊的损伤形成了囊肿,因此,大多数的囊肿包含血性液体或含铁血黄素。另一种观点认为椎间盘囊肿是由腰椎间盘退变引起的,随着退变椎间盘组织中的水分聚集,因炎性刺激而形成反应性假膜,并随着水分的不断聚集囊肿不断增大,同半月板囊肿形成的机制相同。

腰椎间盘囊肿的治疗包括保守治疗和手术治疗。有报道显示,经保守治疗部分患者囊肿可自行消失,保守治疗无效或合并神经

笔记

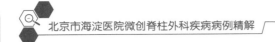

损伤症状时可以考虑手术治疗。手术方法包括 CT 引导下穿刺抽吸或注入类固醇药物和开放手术切除。近年来也有学者报道应用腰椎内镜微创治疗椎间盘囊肿。

该患者以间歇性跛行为始发症状，临床上容易误诊为腰椎管狭窄症，经仔细阅片，可发现 L_5/S_1 节段、椎管右侧区域占位性病变，MRI 检查示 T_1 加权为低信号，T_2 加权高信号，增强 MRI 可见囊肿环周强化，考虑椎间盘囊肿可能性大。且术前经过选择性神经根阻滞，明确其症状来源于 S_1 神经根，遂行经皮腰椎内镜下腰椎间盘囊肿探查切除术，术后病理证实为椎间盘囊肿。

病例点评

椎间盘囊肿是临床少见的一种疾病，其临床症状需与腰椎间盘突出症相鉴别，临床容易误诊，增强 MRI 有助于明确诊断。目前对于腰椎间盘囊肿的治疗主要以手术为主，多采用开放性切开减压融合术，临床疗效良好，而使用经皮椎间孔内镜治疗的研究报道少见。经皮椎间孔内镜治疗本病较开放性手术的优势是：①可以直达病灶，对脊柱的骨质和韧带破坏较少，有利于术后脊柱稳定性的维持，同时对于患者来说创伤小、痛苦少、康复快、可早期活动，而且患者术后腰痛及下肢神经症状可得到迅速缓解，该手术方式对于本例合并重度骨质疏松及高龄的患者来说，无疑是最优选。②内镜下可以带来清晰的术野并对局部放大，手术中可清晰分辨囊肿，松解分离神经根，可充分切除囊壁以减少复发。如果术中发现囊肿与神经根或硬膜粘连紧密，难以彻底分离，可中转切开，充分暴露椎管后显微镜下切除囊肿，以彻底解除压迫。手术难度大时不需要追求内镜下切除，因为一旦硬膜出现破裂，则会从空间及时间上限制手术的进一步进行，并且术后容易出现类脊髓高压反应，影响手术安全。

参考文献

1. CHIBA K，TOYAMA Y，MATSUMOTO M，et al. Intraspinal cyst communicating with the intervertebral disc in the lumbar spine discal cyst. Spine，2001，26（19）：2112-2118.

2. MARSHMAN L A，BENJAMIN J C，DAVID K M，et al. "Disc cysts" and "posterior longitudinal ligament ganglion cysts": synonymou sentities? report of three cases and literature review. Neurosurgery，2005，57（4）：E818.

3. TOKUNAGA M，AIZAWA T，HYODO H，et al. Lumbar discal cyst followed by intervertebral disc herniation：MRI findings of two cases. J Orthop Sci，2006，11（1）：81-84.

笔记

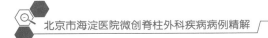

045　腰交感神经链阻滞术

病历摘要

患者，女，74岁。

[主诉]　胸背部疼痛2月余，双小腿抽搐1周。

[现病史]　患者2月余前无明显诱因出现胸背部疼痛，活动后、翻身、改变体位时疼痛加重，休息后可减轻。症状逐渐加重，就诊于我院门诊，于我科住院经药物等保守治疗后症状逐渐缓解，后出院回家疗养。1周前劳累后出现双侧小腿抽筋，呈间断性，劳累后加重，休息后可稍减轻，行口服药物、敷贴膏药治疗后症状无明显减轻。为求进一步治疗，就诊于我院门诊，门诊以"重度骨质疏松"收入我科。患者自发病以来精神较差、饮食可，二便正常，体重较前无明显变化。

[查体]　患者坐轮椅入室，胸背部未见明显畸形，胸腰段棘突及棘旁压痛（－），叩击痛（＋），背部活动受限，尤以改变体位时明显，会阴部皮肤感觉正常，双下肢肌力5级，肌张力正常，皮肤感觉正常，双侧膝腱、跟腱反射存在，病理征未引出，双下肢末梢血运好。余肢体未见异常。VAS评分：背痛5分；ODI：70%。

[辅助检查]

（1）骨密度检查：重度骨质疏松（图45-1）。

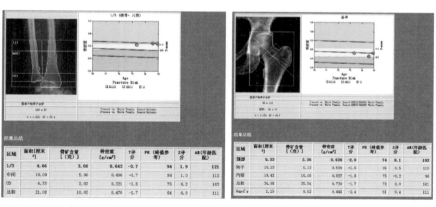

图 45-1　骨密度检查

（2）术前胸椎及腰椎正侧位 X 线片及 MRI：胸椎管、腰椎管未见明显狭窄（图 45-2）。

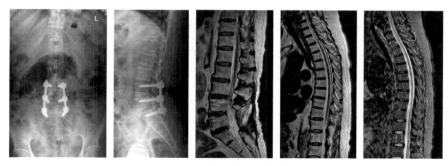

图 45-2　术前胸椎及腰椎影像学

[诊断]　重度骨质疏松；腰椎术后；2 型糖尿病；高血压。

[治疗经过]　入院后行抗骨质疏松、止痛抗炎、卧床休息等治疗后症状无明显缓解，胸背部疼痛及双下肢肌肉痉挛、酸痛等症状无明显缓解。经讨论后行腰椎交感神经链封闭阻滞术，患者取俯卧位，C 臂透视下定位 L_2 椎体及横突并画横线标记，棘突右旁开 6 cm 再画纵线标记，上述标记线交叉点为穿刺点，常规消毒铺单，注射 1% 利多卡因局部封闭，用穿刺针斜行穿刺，针尖穿刺至正位椎弓根外缘、侧位椎体前缘后方 1/4 处，用注射器缓慢

笔记

打入碘海醇造影剂，C 臂透视下交感神经链显影，注射利多卡因＋罗哌卡因＋曲安奈德注射液 4 mL。同法穿刺至左侧 L_2 交感神经链注射止痛药物。拔出穿刺针，用无菌敷料覆盖针孔。注射药物后，患者诉双下肢发热，感觉较前轻松。术后 1 周再次行 L_2、L_4 交感神经封闭阻滞术，术后下肢发凉、肌肉痉挛、胸背部疼痛明显减轻。术后 VAS 评分：背痛 1 分（图 45-3）。

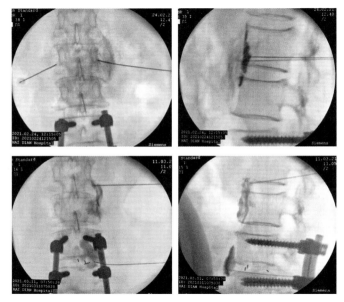

图 45-3　交感神经穿刺及造影

［随访］　术后 8 个月复查，VAS 评分：胸背痛 0 分；双下肢发凉感、肌肉痉挛消失。

病例分析

腰交感神经节（链）位于腹膜后的腹膜外组织内，在脊柱的前外侧，右侧腰交感神经干沿下腔静脉外侧下降，左侧则在腹主动脉外侧。腰神经节一般为 4 个，也有少至 2 个，多至 8 个者。腰交感神经节的位置，当其独立存在时，多位于相应椎体的水平，或在同位椎体的上下位椎骨之间，第 2 腰神经节的位置较固定，常位于第 2 腰椎水平，腰神经节合并时常在相邻椎体的椎间盘处相互融合。腰交感神经阻滞术主要用于治疗以下疾病或症状：①下肢血液供应障碍性疾病，包括血栓闭塞性脉管炎、雷诺病、雷诺现象、冷损伤、足发绀、网状青斑，损伤后阶段性血管痉挛、急性血栓性动脉闭塞等。②反射性交感神经营养不良、急性带状疱疹及带状疱疹后神经痛、截肢后疼痛综合征、多汗症、部分内脏性疾病的疼痛、部分癌痛、难治性下肢溃疡等。

📋 病例点评

该病例主诉为胸背部疼痛合并双下肢肌肉痉挛、酸痛、发凉，夜间症状尤为明显，严重影响患者日常睡眠休息，此类症状可能由重度骨质疏松、下肢血管功能欠佳、胸腰椎疾病引起。完善各项检查后我们发现患者胸腰椎 MRI、下肢动静脉彩超均无明显异常，骨密度检查提示重度骨质疏松，但经严格、规律的抗骨质疏松药物治疗后症状无明显减轻，那么可以除外上述疾病导致的症状，考虑是腰椎交感神经链紊乱所致。

在第 1 次 L_2 节段交感神经阻滞完成后患者立即感觉双下肢变暖，并且夜间下肢肌肉痉挛频率、程度均明显减轻，遂在 1 周后再次行 L_2、L_4 交感神经链阻滞，之后患者胸背部及下肢症状基本能完全缓解，并且术后每月电话随访，患者症状基本没有复现。

笔记

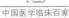
对于这种能够除外胸腰椎疾病、严重动脉狭窄导致的背部疼痛、下肢发凉、肌肉痉挛，可以采取腰椎交感神经链阻滞术减轻症状，此操作花费少、创伤小、平均住院日短，对于医患双方来说都是一个良好的选择。

参考文献

1. 蒋劲，卢卫，熊东林，等. 双针定位法在腰交感神经阻滞中的可行性研究. 中国疼痛医学杂志，2002，8（3）：187-188.

2. 邓兆宏，尚静，唐杰，等. 腰交感神经阻滞有关解剖结构. 解剖学杂志，2012，35（5）：642-644.

笔记